Kliniktaschenbücher

M. Daunderer   N. Weger

Vergiftungen

Erste-Hilfe-Maßnahmen
des behandelnden Arztes

Zweite, neubearbeitete Auflage

Mit 15 Abbildungen
und einem Verzeichnis der Gifte

Springer-Verlag
Berlin Heidelberg New York 1978

Dr. med. Max Daunderer
Facharzt für innere Krankheiten
Oberarzt der toxikologischen Abteilung
(Leit. Arzt: Dr. Max v. Clarmann)
II. Medizinische Klinik und Poliklinik
der Technischen Universität
Ismaninger Str. 22, D-8000 München 80

Prof. Dr. med. Nikolaus Weger
Facharzt für Pharmakologie,
Leiter der Toxikologischen Abteilung
Pharmakologisches Institut der Universität München
Nußbaumstraße 26, D-8000 München 2

ISBN 3-540-08643-9 Springer-Verlag Berlin Heidelberg New York
ISBN 0-387-08643-9 Springer-Verlag New York Heidelberg Berlin

Die erste Auflage (1975) erschien unter dem Titel „Erste Hilfe bei Vergiftungen"
ISBN 3-540-07071-0 Springer-Verlag Berlin Heidelberg New York
ISBN 0-387-07071-0 Springer-Verlag New York Heidelberg Berlin

Library of Congress Cataloging in Publication Data: Daunderer, M., 1943. Vergiftungen,
Erste Hilfe Maßnahmen des behandelnden Arztes. (Kliniktaschenbücher) First ed has
title: Erste Hilfe bei Vergiftungen. 1. Toxicology. 2. First aid in illness and injury.
I. Weger, N., 1930. joint author. II. Title.
RA1216.D37   1978   615.9'08   78-5180

Das Werk ist urheberrechtlich geschützt. Die dadurch begründeten Rechte, insbesondere
die der Übersetzung, des Nachdruckes, der Entnahme von Abbildungen, der
Funksendung, der Wiedergabe auf photomechanischem oder ähnlichem Wege und der
Speicherung in Datenverarbeitungsanlagen bleiben, auch bei nur auszugsweiser
Verwertung, vorbehalten. Bei Vervielfältigung für gewerbliche Zwecke ist gemäß § 54
UrhG eine Vergütung an den Verlag zu zahlen, deren Höhe mit dem Verlag zu
vereinbaren ist.

© by Springer-Verlag Berlin · Heidelberg 1975, 1978
Printed in Germany

Die Wiedergabe von Gebrauchsnamen, Handelsnamen, Warenbezeichnungen usw. in
diesem Werk berechtigt auch ohne besondere Kennzeichnung nicht zu der Annahme,
daß solche Namen im Sinne der Warenzeichen- und Markenschutz-Gesetzgebung als frei
zu betrachten wären und daher von jedermann benutzt werden dürften.

Satz- und Bindearbeiten: Appl, Wemding. Druck: aprinta, Wemding
2121/3140-543210

Vorwort

„Giftig" oder „toxisch" besagt, daß eine zu große Menge eines Stoffes verabreicht oder aufgenommen worden ist, die zu einer Erkrankung durch „Vergiftung" geführt hat.
Es gibt kein Mittel, das an sich ungiftig ist. Eine übergroße Menge eines „ungiftigen" Stoffes (z. B. Wasser) kann zu „Vergiftungen" führen, während eine ärztlich verordnete Menge eines „starken Giftes" (z. B. Digitalis) Heilwirkung haben kann. Allein die Menge (Dosis) einer Substanz macht es aus, ob die Wirkung des Mittels lebensbedrohlich („giftig"), unerheblich (nicht giftig) oder heilend (Arznei) ist. Die Toxikologie ist die Lehre von den Vergiftungen. Viele Erfahrungen der Toxikologie gründen sich auf die Beobachtung von Vergiftungsfällen. Die auftauchenden Fragestellungen werden in Tierversuchen erarbeitet und führen zu tieferem Verständnis der bei Vergiftungen sich abspielenden biologischen Vorgänge. Erst aus der Erkenntnis der Wirkungsweise von „Giften" können die Möglichkeiten der Behandlung bzw. Gegenmittel (Antidote) entwickelt werden.
Der „Klinische Toxikologe" ist auf die stationäre Behandlung von Vergiftungen spezialisiert. Er gibt im „Giftinformationszentrum" Auskunft an den behandelnden Arzt, auch über allgemein nicht zugängliche Zusammensetzung von Industrieprodukten.
Die Pharmakologie ist die Lehre von der Wirkung der Arzneimittel (Pharmaka). Auch bei der Gabe von Arzneimitteln ist stets und grundsätzlich das Risiko der „Nebenwirkung" bzw. der „unerwünschten Wirkung" gegeben. Da die Anwendung von Arzneimitteln zunimmt und auf Arzneien nicht verzichtet werden kann, wird auch der Mißbrauch, die Überdosis und damit die Vergiftungsmöglichkeit weiterhin zunehmen.

Die immer bessere Aufmachung der Publikumspräparate durch Werbung ist die Ursache von häufigeren Vergiftungen mit diesen Haushaltmitteln. Besonders gefährdet sind Kinder, die gerne aus den hübschen Fläschchen mit besonders farbenprächtigem Aufdruck (oft mit Obst und Blumen) trinken oder Beeren von den Sträuchern rund um den Spielplatz essen.

10000 Menschen sterben jährlich allein in der Bundesrepublik durch Gifteinwirkung. Ursachen sind in 46,2% der Fälle Medikamente, in 40,2% Haushaltmittel, in 7% Giftpflanzen und in 4,2% Alkohol und Nicotin.

Eine Zusammenfassung der Vergiftungsursachen bei 12000 Fällen zeigt, daß insbesondere bei Publikumspräparaten, Pflanzen und Medikamenten die Zahl der vergifteten Kinder wesentlich höher liegt als die der Erwachsenen.

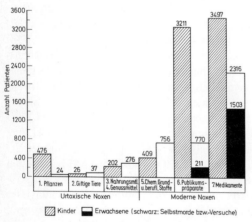

BORBÉLY, F.: Züricher Informationszentrum, 1968

Bei Kindern treten die meisten Vergiftungen im 2. und 3. Lebensjahr auf, am häufigsten durch Haushaltmittel.

Häufig verlaufen Vergiftungen sehr schnell, so daß der behandelnde Arzt rasch handeln und gezielt vorgehen muß. Dieser Ratgeber soll bei Vergiftungen dem behandelnden Arzt das Erkennen einer Vergiftung erleichtern, ihm ein gezieltes Vorgehen bei den allgemeinen Maßnahmen aufzeigen und ihm bei Kenntnis des Giftes entsprechende Behandlungsmöglichkeiten übersichtlich anbieten.

München, im Februar 1978   MAX DAUNDERER
                                                          NIKOLAUS WEGER

Inhaltsverzeichnis

ABC bei Notfallsituationen
Ärztliche Maßnahmen beim Vergiftungsnotfall 1

- A. Atemwege freimachen 2
- B. Beatmen 2
- C. Circulation (Kreislauf) aufrecht erhalten 3
- D. Drogenauskunft 4
- E. Entfernen des Giftes 5
- F. Fürsorge für den Patienten 7
- G. Gegengifte 7
- H. Hausapotheke für Vergiftungen 13
- I. Informationszentralen für Gifte 15
- K. Koffer zur Vergiftungsbehandlung 23
- L. Leitmerkmale bei einigen Vergiftungen 26
- M. Medikamente zur Vergiftungsbehandlung 29
- N. Notfalldepots für Sera, Plasmaderivate und Antidote . . . 39

Vergiftungsbehandlung
Ärztliche Maßnahmen bei Vergifteten 45

1. Therapie eines Bewußtlosen, der erbrochen hat 45
2. (Reiz-)Gasvergiftung 47
3. Indikation zur Beatmung 47
4. Mund-zu-Mund-Beatmung 47
5. Beatmung von Kindern 49
6. Kontraindikation zur Mund-zu-Mund oder Mund-zu-Mund und -Nase-Beatmung 49
7. Durchführung der Atembeutel-Beatmung 49
8. Frequenz der Beatmung 50

9.	Erfolg der Beatmung	50
10.	Guedel-Tubus	50
11.	Intubation	51
12.	Medikamentöse Therapie des Atemstillstandes	53
13.	Methämoglobinämie	54
14.	Schockprophylaxe	54
15.	Schocktherapie	55
16.	Azidosetherapie	55
17.	Notarztversorgung eines Vergifteten	56
18.	Herzdruckmassage	56
19.	Wie geschieht die äußere Herzdruckmassage beim Kind?	57
20.	Beatmung bei Herzmassage	57
21.	Fortsetzung der Herzmassage	59
22.	Medikamentöse Therapie von Herzrhythmusstörungen	60
23.	Therapie bei Komplikationen	61
24.	Drogenauskunft	61
25.	Fragen an den Anrufer	62
26.	Telefonische Anweisungen	63
27.	Asservierung	63
28.	Schnellnachweise	64
29.	Entfernung von Gift vom Auge	66
30.	Entfernung von Gift von der Haut	66
31.	Erbrechen auslösen	67
32.	Kontraindikationen für Erbrechen	70
33.	Ipecacuanha-Apomorphin-Erbrechen	70
34.	Laugen-Säuren-Ingestion	71
35.	Metall(salze)-Ingestion	71
36.	Kontraindikationen von Milch	72
37.	Waschmittel-(Tenside)-Ingestion	72
38.	Lösungsmittel (Äther, Azeton, Benzin, Benzol, Öl, Petroleum, Tri usw.)-Ingestion	72
39.	Indikation zur Magenspülung	73
40.	Notbehelf bei Unmöglichkeit einer Magenspülung	73
41.	Was muß man vor einer Magenspülung unbedingt beachten?	73
42.	Wie wird eine Magenspülung durchgeführt?	74
43.	Darmreinigung	75
44.	Kontraindikationen für Magenspülung	76

45. Adsorbentien 76
46. Förderung der Giftelimination vor der Resorption 77
47. Förderung der Giftelimination nach der Resorption 77
48. Transport 83
49. Selbstmörder 83
50. Giftwarnung 84
51. Nachbehandlung 85

Verzeichnis der Gifte (alphabetisch) 86

ABC bei Notfallsituationen
Ärztliche Maßnahmen beim Vergiftungsnotfall

Man gehe immer in nachstehender Reihenfolge vor und beauftrage auch seinen Mithelfer, bei der Behandlung einer Vergiftung oder bei Verdacht auf eine Vergiftung unbedingt diese Reihenfolge zu beachten. Jeder Verdacht auf eine Vergiftung wird so lange wie eine Vergiftung behandelt, bis das Gegenteil bewiesen ist. Die Ursache jeder veränderten Bewußtseinslage, wie z. B. Erregung, abnorme Müdigkeit, Schläfrigkeit, Apathie, kann eine Vergiftung sein. Zu Beginn einer Vergiftung läßt sich meist das Vollbild (Schock, Organstörungen) nicht abschätzen. Man geht daher von dem ungünstigsten Falle (z. B. bezüglich der aufgenommenen Dosis) aus und verfährt so lange dementsprechend, bis das Gegenteil bewiesen ist, was oft erst in der Klinik bzw. im Krankenhaus (Labor, Giftnachweis) möglich ist. Ein besonderes Problem ist immer wieder der therapeutische Einsatz im Verhältnis zur wahrscheinlichen Vergiftung. Wenn ein Kind z. B. nur etwas Schmutz, Blumenerde, Antibabypille oder ähnliche ‚‚ungiftige‘‘ Stoffe zu sich genommen hat, sollte dies kein Anlaß sein, das ganze Register vom ‚Erbrechen lassen‘ bis ‚Magenschlauch‘ durchzuführen. Der beim Kind durch diese Behandlung evtl. eintretende Schock kann zur lebenslänglichen Angst vor dem Arzt führen. Andererseits kann sowohl beim Kind als auch beim Selbstmörder eine solche ,,Behandlung'' durchaus eine pädagogische Bedeutung haben.

Eine nicht ernst genug genommene Vergiftung und dadurch entsprechend mangelhafte oder nicht durchgeführte therapeutische Behandlung könnten später für den Arzt juristische Maßnahmen zur Folge haben. Die Entscheidung hat allein der behandelnde Arzt zu fällen. Erst nach Befolgen der ersten 7 Schritte (A–G) soll der Vergiftete zur Weiterbehandlung in die Klinik gebracht werden.

Die Informationszentralen verfügen über das Register aller im Handel befindlichen Präparate. Auch die in ihrer Zusammensetzung geschützten Präparate sind in dieser Kartei aufgeführt und bei Vergiftungsfällen dort zu erfragen.

Die Notfalldepots (s. N, S. 39) halten Sera, Plasmaderivate und Antidote auf Lager, welche dort im Notfall direkt abgeholt werden können.

A *Atemwege freimachen*

1. Bei Bewußtlosen, die erbrochen haben, wird der Mund mit einem taschentuchumwickelten Zeigefinger von Erbrochenem freigemacht.
2. Zahnprothesen und Fremdkörper sind aus dem Mund zu entfernen.
3. Jeder Bewußtlose muß in stabile Seitenlage gebracht werden, wobei der Kopf tiefer als der Oberkörper liegen sollte; ferner sollte ein Guedel-Tubus eingelegt werden, damit bei evtl. Erbrechen nichts in die Luftröhre gelangen kann (s. S. 50).
4. Bei Verlegung der Atemwege im unteren Kehlkopfbereich (Erbrochenes, Kehlkopfkrampf, Kehlkopfödem) kann nur ein rasch herbeigeholter Notarzt durch eine Intubation das Leben retten (s. S. 51).
5. Zur Rettung von Vergifteten aus gasverseuchten oder brennenden Räumen die Sicherungen herausdrehen, den Atem anhalten, sofort Fenster aufreißen oder einschlagen, aber kein Licht machen, und den Vergifteten rasch aus dem Raum entfernen. Möglichst Brandschutzkleidung und Schutzmaske anlegen. Anseilen bei Bergung aus Gruben und Silos!

B *Beatmen*

1. Bei schwacher Atmung sofort Frischluft, besser mit Sauerstoff angereicherte Luft (Schlauch vor die Nase halten) zuführen.
2. Bei Patienten mit blauen Lippen und vollem Bewußtsein sofort

mit der künstlichen Beatmung beginnen, am besten mit dem Atembeutel, wenn nicht vorhanden Mund-zu-Mund-Beatmung bei Erwachsenen, Mund-zu-Mund- und -Nasenbeatmung bei Kindern.
3. Bei Patienten mit blauen Lippen, blauen Schleimhäuten und Extremitäten, ohne Schocksymptomatik und bei vollem Bewußtsein kann es sich um eine Methämoglobinämie handeln, die man später mit Toluidinblau (2 mg/kg K.G. i.v.) behandeln kann. Wegen der noch nicht voll wirksamen Methämoglobin-Reduktase ist eine Methämoglobinämie besonders bei Kleinkindern bedrohlich.
4. Bei allen über die Ausatmungsluft gefährlichen Giften, wie Pflanzenschutzmitteln (E 605), Blausäure oder Lösungsmitteln, Beatmung nur mit dem Beatmungsbeutel, evtl. mit Sauerstoffzufuhr.
5. Beatmungsfrequenz 15–20 pro min, Kinder 30 pro min, bei gleichzeitiger Herzmassage mindestens 5 pro min.
6. Intubation und Blockierung der Manschette bei allen Bewußtlosen mit Atemstillstand, bei Gefahr des Erbrechens und zur Vorbereitung einer Magenspülung.
7. In gasverseuchtem Milieu (Rauch) Aufsetzen eines Gasmaskenfilters auf den Atembeutel.

C *Circulation (Kreislauf) aufrecht erhalten*

1. Ständig Puls fühlen.
2. Bei Bewußtlosen mit blauen Lippen kontrollieren, ob das Herz noch schlägt.
3. Ein Herzstillstand liegt vor bei
   a) plötzlicher Bewußtlosigkeit
   b) Leichenblässe (z.T. grau bis blaß-blau)
   c) Fehlen des Pulses (große Körperschlagader, am Hals oder Schenkelbeuge)
   d) Fehlen der Herztöne
   e) Schnappatmung, dann Atemstillstand
   f) weite, reaktionslose Pupillen.

4. Herzmassage
   a) harte Unterlage
   b) Erwachsene: Handballen auf unteres Brustbeindrittel, Säuglinge: Daumen auf mittleres Brustbeindrittel
   c) Brustbein 3–5 cm in Richtung Wirbelsäule drücken
   d) Massagefrequenz: Erwachsene 60–80, Kleinkinder 80–100, Säuglinge 90–120, jeweils pro min.
5. Beatmung während der Herzmassage: nach 4 Massagestößen einmal beatmen (4:1) bzw. falls der Helfer allein ist, nach 15 Massagestößen zweimal (15:2).
6. Erfolg der Herzmassage
   a) tastbarer Puls
   b) wiederkehrende Hautrötung
   c) Reagieren der vorher weiten und starren Pupillen
   d) Wiederauftreten spontaner Atembewegungen.
7. Jeder Vergiftete kann im Schock sterben, daher stets Schockprophylaxe durch
   a) Ruhe
   b) Wärme (Unterlage, Zudecke)
   c) flache Lagerung (Beine hoch, Kopf tief)
   d) warme Getränke (Tee, Kaffee) (außer Reizgasvergiftung)
8. Schocksymptome
   a) aschgraue, kalte Arme und Beine
   b) kaum tastbarer schneller Puls (über 100 Schläge pro min)
   c) kaum meßbarer Blutdruck (unter 100 mm Hg)
   d) oberflächliche, schnelle Atmung.
9. Schocktherapie
   a) sofort Plasmaersatzpräparat infundieren (Gelatine, z. B. Neo-Plasmagel)
   b) Maßnahmen wie unter 7 angegeben.
10. Azidosetherapie
    Bei Schock Natriumbikarbonatinfusion (z. B. 250 ml 8,4% i. v.)

D *Drogenauskunft*

1. Den Vergifteten oder seine Umgebung (Eltern, Nachbarn) nach den 7 W befragen,

- wann
- was
- wie
- wieviel
- wer
- wo
- warum

er mit Gift in Berührung kam. Diese Umstände auf einem Zettel notieren.
2. Im Verzeichnis der Gifte (s. ab S. 86) nachsehen, was sofort gegen das Gift unternommen werden muß.
3. Bei unbekannten Spezialitäten sofort den Rat der nächsten Giftinformationszentrale einholen, die Tag und Nacht besetzt ist (s. S. 15) und deren Auskünfte kostenlos sind.
4. Alle Giftreste, z. B. die Verpackung, Erbrochenes, Stuhl, Urin und anderes aufheben und mit Beschriftung beim Transport des Vergifteten in die Klinik mitgeben.

E *Entfernen des Giftes*

1. Haut sofort mit viel Wasser (evtl. Lutrol E 400) spülen (Dusche, Vollbad), benetzte Kleider entfernen. Nach Verätzungen Locacortenschaum auftragen.
2. Auge sofort aufreißen und mit Leitungswasser minutenlang spülen, feste Partikelchen (Kalkspritzer) mit Taschentuch nasenwärts ausstreichen; Novesine, Isogutt.
3. Nach Trinken einer unbekannten Lösung, Essen von unbekannten Pflanzenteilen oder Schlucken von Tabletten läßt man mit Ausnahme der unten angegebenen Fälle zunächst viel Flüssigkeit (jede Flüssigkeit außer Alkohol und Milch!) trinken und führt dann durch Reizen der Rachenhinterwand ein Erbrechen herbei. Während des Erbrechens muß der Kopf tiefer als der Oberkörper gelagert werden Kind mit dem Kopf nach unten übers Knie legen, Erwachsenen quer über das Bett legen.

4. Kein Erbrechen bei Vergiftungen mit Waschmitteln, Seifen, Laugen, Säuren oder bei Bewußtlosen.
5. Kleinkindern gibt man nach Trinken von viel Flüssigkeit 1–1½ Eßlöffel voll Ipecacuanha-Sirup, dann erbricht das Kind nach einigen Minuten von selbst. Falls das Kind nicht erbrechen kann, muß man die Rachenhinterwand wie oben angegeben reizen oder besser eine Magenspülung durchführen.
6. Magenspülung
   a) Falls ein Erbrechen auf eine andere Weise nicht ausgelöst werden konnte.
   b) Nach dem Erbrechen zusätzlich bei wahrscheinlich lebensgefährlichen Giftmengen.
   c) Bei allen Bewußtlosen (nach Intubation) ohne Zeitgrenze.
7. Durchführung einer Magenspülung
   a) Zuerst 2 Ampullen Atropin = 1 mg i. m., falls Puls unter 100 Schläge pro Minute, Säuglinge und Kinder 0,1–0,3 mg i. m.
   b) Nicht-Intubierte: Bauchlage, Kopf tief lagern, Patient fixieren (z. B. quer über ein Bett gelegt); Intubierte: Rückenlagerung.
   c) Schlauchdurchmesser: Erwachsene 18 mm, Kinder (und Intubierte) 12 mm.
   d) Einzuführende Schlauchlänge markieren (Stirne bis Rippenbogen plus Handbreite des Patienten), Schlauch anfeuchten (Paraffinöl) und einführen (schlucken lassen).
   e) Lage-Kontrolle (Luft entweicht, Mageninhalt läuft aus).
   f) Spülflüssigkeit: lauwarmes Wasser, evtl. Zusatz von Lutrol E 400, oxydierende oder reduzierende Zusätze (s. jeweiliges Gift).
   g) Spülportion: jeweils 500 ml beim Erwachsenen, Kinder 150 ml, Säuglinge 50–100 ml.
   h) Spüldruck: ca. 30 cm Wassersäule (Trichterhöhe über Magenhöhe).
   i) Mageninhalt zum Nachweis aufheben.
   k) Spülung wiederholen, bis Spülflüssigkeit klar bleibt.
   l) Instillation einer Suspension von etwa 50 Kohlekompretten und 2 Eßlöffel Natriumsulfat in 150 ml Wasser gelöst, evtl. dazu noch Paraffinöl (3 ml/kg K.G.).
   m) Magenschlauch abklemmen und herausziehen.
   n) Patienten in stabiler Seitenlage mit tiefliegendem Kopf 12 Std lang beobachten.

8. Entfernung des in tiefere Darmabschnitte gelangten Giftes durch
   a) künstlichen Durchfall (2 Eßlöffel Natriumsulfat oder 2 Eßlöffel Bifiteral oder Laevilac 4stündlich);
   b) hohe Darmeinläufe mit Dulcolax, 6stündlich.

F *Fürsorge für den Patienten*

1. Beruhigend auf Patienten und Umgebung einwirken. Den Vergifteten warmhalten (warme Unterlage und zudecken), weiterhin auf richtige Lagerung achten, Arzt verständigen, Krankenwagen herbeiholen und Angehörige verständigen.
2. Vergiftete, bei denen Verdacht auf Selbstmordabsichten besteht, ununterbrochen durch eine befähigte Aufsichtsperson beobachten lassen. Allen weiteren Möglichkeiten eines Selbstmords vorbeugen.
3. Verhindern, daß noch weitere Menschen mit dem Gift in Berührung kommen, Warnschilder aufstellen, Neugierige fernhalten und das Gift so schnell wie möglich unschädlich machen.
4. Sofort geeignete Maßnahmen zur Giftbeseitigung unternehmen. Evtl. Feuerwehr, Gesundheitsamt verständigen.

G *Gegengifte*

Folgende Antidote müssen sofort gespritzt werden:

Noxe	Gegengift	Dosierung
Blausäure (Pflanzen) Azide, Cyroside, Schwefelwasserstoff	DMAP (4-Dimethyl-aminophenol), dann Natriumthiosulfat	250 mg i. v. (i. m.) (3,5 mg/kg) 50–100 ml 10%ig i. v.
Phosphorsäureester (Insektizide wie E 605 Nervenkampfstoffe)	a) Atropin b) Toxogonin	a) Initial 2 bis 10 mg i. v. b) 1 Amp. i. v. (4 bis 8 mg/kg), Wiederholung nach 2 Std

Noxe	Gegengift	Dosierung
Fluor	Calcium	2 Amp. 20%ig i. v.
Schlangen	Schlangengiftserum „Behringwerke" „Butantan"	20 ml i. m. bzw. i. v. nur nach vorheriger Allergietestung!
Opiate	Lorfan	2 mg i. v., Wiederholung nach etwa 20 min
Arsen, Lewisit, Quecksilber	Sulfactin	200 mg i. m. (2,6 mg/kg), stündlich wiederholen
Lost (systemisch)	Natriumthiosulfat	500 mg/kg KG i. v.

Milch und rohe Eierlösung nur bei Laugen, Säuren, Schwermetallen und Phenolvergiftungen anstelle von Säften und Wasser trinken lassen und zur Magenspülung benützen.

Nach jeder Vergiftung durch geschluckte Gifte Kohletabletten (eine Handvoll = 30–50 Tabletten) und Natriumsulfat (2 Eßlöffel) ca. 150 ml in Wasser aufgelöst trinken lassen. Bei fettlöslichen Giften zusätzlich flüssiges Paraffinöl (1 Becher voll = etwa 150 ml) trinken lassen.

Lutrollösung zum Abwaschen der Haut bzw. zur Magenspülung anwenden (1,5 ml/kg).

Auxilosonspray zur Verhinderung einer Lungenwassersucht bei allen Gasen (Reizgase) einatmen lassen (5 Hübe alle 10 min).

Sab simplex bei Tensiden trinken lassen.

Bei Serum-Gaben an die Möglichkeit eines anaphylaktischen Schocks denken! Empfindlichkeitsprüfung: Serum 1:10 verdünnen, davon 2 Tropfen an Augenbindehaut (Konjunktivalsack) träufeln. Bei positiver Reaktion verstärkte Bindehautinjektion mit Ödem im Vergleich zum anderen Auge.

Bei Intracutantest 0,1 ml Serum i. c. in Unterarmbeugeseite. Positive Reaktion, wenn nach 15 min Quaddel und Erythem auftreten.

Über folgende Antidote gibt es neue Erkenntnisse:

Antidot:	**Atropin** (10 ml = 100 mg!!) (1 ml = 10 mg!!)
Indikation:	1) Phosphorsäureester (Alkylphosphate) Kontakt-, Fraß- und Inhalationsgifte, Cholinesterasehemmer: Azinphos, Bromophos, Carbophenothion, Chlorfenvinfos, Chlorthion, Demeton, Dialifor, Diazinon, Dibrom, Dichlofenthion, Dichlorvos, Dicrotophos, Dimefox, Dimethoat, Dioxathion, Disulfoton, Endothion, Ethion, Fenchlorphos, Fenitrothion, Fensulfothion, Fenthion, Formothion, Jodofenphos, Malathion, Methidathion, Mevinphos, Monocrotophos, Omethoat, Parathion (E 605), Phenkapton, Phorate, Phosalone, Phosphamidon, Phoxim, Sulfotepp, Tetrachlorvinfos, Triamphos, Trichloronat, Trichlorphon, Vamidothion, Zinophos. Oral, perkutan und inhalatorisch. DL: ab 0,1 g. Kampfstoffe (Tabun, Sarin, Soman, V-Stoffe). 2) Carbamate Aldicarb, Allyxycarb, Aminocarb, Barban, Bendiocarb, Bufencarb, Butacarb, Butoxicarboxim, Carbanolat, Carbaryl, Carbetamid, Carbofuran, Cartap, CDEC, Cepyram, Chlorbufan, CMPO, Diallat, Dimatan, Dimetilan, Dioxacarb, Ethiofencarb, Formetanat, Isolan, Isoprocarb, Methomyl, Mercaptodimethur, Mexacarbate, Molinate, NaDDT, Oxamyl, Pebulate, Primicarb, Phenmedipham, Propham, Propoxur, Pyrolan, Pyramat, Thiocarboxim, Thiofanox, Thiolcarbamat, Triallat, Triaram, Vernolat.
Dosierung:	2–10–20 mg initial i. v. (Kinder 0,1 mg/kg KG) bis Vagussymptomatik verschwindet (Bradykardie, Speichel-, Schweiß- und Tränenfluß, Brechdurchfall, Miosis), Wiederholung je nach Wiederauftreten der Symptomatik (z. B. alle 10 min). Prämedikation vor Magenspülung oder Intubation 1 mg i. m. oder i. v.
Bemerkungen:	Initial ausreichend hohe Dosierung bis zum Verschwinden der Vagussymptomatik kann lebensrettend sein, später Tagesdosen bis 8 g/24 Std! Magenspülung mit Natriumbikarbonat, dann Toxogoningabe (nicht bei Carbamaten). Sofort beatmen! Benetzte Kleidung entfernen, Haut mit Lutrol und Wasser und Seife reinigen. Bei irrtümlicher Überdosierung Antidot Physostigmin (s. u.). Nicht bei Vergiftungen mit trizyklischen Antidepressiva oder Atropin (Pflanzen).

Antidot:	**DMAP 4-Dimethylaminophenol-HCl** (250 mg/5 ml)
Indikation:	Azide, Blausäure, Zyanide, Nitrile, Schwefelwasserstoff.
Dosierung:	Bei Verdacht *sofort* 3,5 mg/kg KG (1 Amp. 250 mg) i. v., anschließend Natriumthiosulfat! Bei Herzstillstand über V. cava-Katheter oder intrakardial injizieren, Herzmassage weiterführen. Im Notfall (Massenvergiftung, Laienanwendung) kann es auch tief i. m. injiziert werden (leichte lokale Nekrose).
Bemerkungen:	Methämoglobinbildner, 3,5 mg/kg KG DMAP bilden ca. 30% Methämoglobin (bei Erwachsenen sind bis zu 60% Methämoglobin zu tolerieren), Atmungsferment wird wieder frei; keine Nebenerscheinungen; bei erneuter Exposition Wiederholung in 1–4 Std möglich (bei Symptomen). Zyanose bildet sich innerhalb von 1–8 Std langsam zurück.
Antidot:	**Natriumthiosulfat** (20 ml = 2,00 g) 10%ige Lösung
Indikation:	Blausäure, Zyanide, Schwermetalle, Thallium, Lost, Jod.
Dosierung:	Nach DMAP-Gabe 100 ml i. v., bei Lost: 500–1000 ml i. v., bei Jod: Magenspülung mit 10%iger Lösung.
Bemerkungen:	Fördert renale Elimination der Gifte, keine Nebenwirkungen.
Antidot:	**Physostigminsalizylat** (5 ml = 2,0 mg)
Indikation:	*Als Diagnostikum* bei Verdacht auf Vergiftungen mit Anticholinergika (Tachykardie, Mydriasis, warme Haut) sofortige Aufhebung des Komas bzw. der Herzrhythmusstörungen. Gefährliche Nebenwirkungen wie Bradykardie, Herzrhythmusstörungen und Schock können durch Atropin in der halben Dosierung aufgehoben werden (z. B. 1 mg Atropin i. v.). Bei Nebenwirkungen wie Übelkeit, Erbrechen, Blutdruckabfall: Dosisreduktion. *Als Therapeutikum* bei Vergiftungen durch: *Abmagerungsmittel:* Äthylamphetamin (Adiparthrol), Amfepramon (Regenon, Tenuate), Fenbentrazat (Cafilon), d-Norpseudoephedrin, Ephedrin (Adiposetten, Alfabet, Amorphan Neu, Antiadipositum X112, Api-Slender „forte", Boxogetten, Fugoa-Depot, Vencipon Pentorextartrat (Medatrop), Propylhexedrin (Eventin), Phenmetrazin (Preludin), Phenterazin. *Amphetamine Alkohol.*

Vit O₂.

Atropin und Verwandte:
Augentropfen (Atropin in der Ophtiole, Atropinol, l-Hyoscyamin, Skopolamin, Belladonnin, Gesamtextrakte meist in Kombination mit Phenobarbital in Belladenal, Amphotonyl, Barecal, Bellacormit, Bella-sanol, Bellergal, Bellaravil, Cesradyston, Eukliman, Neurobellal, Neuro-Kranit, Neurovegetalin, Sedestal, Vegomed).

Antihistaminika:
Antazolin (Antistin) Bromazin (Ambodryl), Brompheniramin (Ebalin), Carbinoxamin (Volonam), Chlorphenamin (Polaronil), Chlorphenoxamin (Systral), Cyclopentamin (Copyronilum), Cyproheptadin, (Periactinol), Dimenhydrinat (Dramamine, Epha, Novomina, Vomex-A), Dimetinden (Fenistil), Diphenhydramin (Benadryl, Dabylen, Emesan, Fitty-Reisedragees, Fortraeval, Nolaid), Doxylamin (Lenotan), Isothipendyl (Andantol), Meclozin (Peremesin, Postadoxin, Postafen), Oxomemazin (Imakol), Pheniramin (Avil), Piprinhydrinat (Kolton), Tripelenamin (Pyribenzamin), Triprolidin Pro-Actidil (und Kombinationen Adeptolon, Epha, Fluistil, Ilvin, Nautisan, Omeril, Plimasin, Rodavan, Sandosten, Soventol, Tavegil).

Antiparkinsonmittel:
Amantadin (Virofral, PK-Merz, Symmetrel), Belladonna-Alkaloide (Homburg 680, Tremoforat), Benzatropinmethansulfonat (Congenitol), Biperiden (Akineton), Metixen (Tremarit), Orphenadrie (Norflex, Mephenamin), Pheniglutarimid (Aturbal), Prinidol (Par ks 12, Procyclidin (Osnervan), Profenamin (Dibutil), Trihexiphenidyl (Artane, Pargitan).

Medikamente gegen Schwindel:
Meclozin (Diligan), Pervetral, Thiethylperazin (Torecan), Vertigo-Vomex.

Magentherapeutika:
Alutan, Antremyl, Atucombin, Azulon comp., Mineclezin, Pathibamat, Primide-Eupharma, Rowagastril, Stelabid, Tensilan, Tralin.

Muskelrelaxantien:
Curare (Alloferin, Curazin), Gallamin (Flaxedil), Hexacarbochlorinbromid (Imbretil).

Pflanzen (Solanazeen):
Amanita muscaria (Fliegenpilz), Amanita pantherina (Pantherpilz, Atropa belladonna (Tollkirsche).
Corydalis cava (Hohler Lerchensporn).
Datura stramonium (Stechapfel).
Hyoscyamus niger (Bilsenkraut), Lycium halimifolium (Bocksdorn), Nicandra physaloides (Giftbeere), Solanum dulcamara (Bittersüßer Nachtschatten), Solanum nigrum (Schwarzer Nachtschatten), Solanum tuberosum (Grüne Kartoffel).

Psychopharmaka (trizyklische Antidepressiva, Phenothiazine):
Alimemazin (Theralene), Amitriptylin (Laroxyl, Saroten, Tryptizol), Azaphenothiazin, Belladonna (Bellafolin), Benactyzin, Biperiden (Akineton), Benzatropin (Congentinol), Butapareazinum (Randolectil), Butyrophenone (Halodol, Triperidol), Chlordiazepoxid (Librium, Librax, Limbatril), Chlorpromazin (Megaphen), Chlorprothixen (Truxal, Taractan), Clomethiazol, (Distraneurin), Clomipramin (Anafranil), Clopenthixol (Ciatyl), Clozapin (Leponex), Desipramin (Pertofran), Diazepam (Valium), Dibenzepin (Noveril), Dicylcloverin (Atumin, Lenotan), Dimetacrin (Istonil), Dipiperon, Luvatrena, Dixyrazon (Egucos), Doxepin (Aponal, Sinquan), Droperidol, Flupentixol (Fluanxol), Fluphenazin (Lyogen, Omca, Dapotum), Glianimon (Sedalande), Haloperidol, Homatropin, Homofenazin (Pasaden), Hycoscin, Hyoscyamin, Imiclopazin (Ponsital), Imipramin (Tofranil), Isopropamid (Priamide), Lavomepromazin (Neurocil, Librax), Maprotilin (Ludiomil), Meclozin (Bonamine), Medazepam (Nobrium), Mepazin (Pacatal), Meprobamat (Alquo-sanol, Aneural, Cyrpon, Meprobamat Saar, Meprocompren, (Miltaun, Miltaunetten, Reastenil, Urbilat, Meprosedon, Visano, Restetal), Melitracen (Transabun), Methanthelin (Vagantin), Nitrazepam (Mogadan), Nortriptylin (Nortrilen, Acetexa), Noxiptilin (Agedal), Opipramol (Insidon), Orphenadrin (Mephenamin, Phasein, Norflex), Oxazepam (Adumbran, Praxiten), Pecazin (Pecatal), Perazin (Taxilan), Pericicin (Adolept, Inofal), Perphenazin (Decentan), Pipenzolat (Ilamed), Pipsamperon (Dipieron), Pizotifen (Sandomigran), Phenglutarimid (Aturbal), Profenamin (Dibutil), Promazin (Protactyl), Promethazin (Atosil), Prothipendyl (Dominal), Protriptylin (Maximed), Sulforidazin (Inofal), Thioridazin (Melleril), Tiotixen (Orbinamon), Tranylcypromin (Parnate, Yatrosom), Trifluoperazin (Yatroneural), Trifluperidol (Triperidol), Triflupromazin (Psyquil), Trimipramin (Stangyl), Trihexyphenidyl (Pargitam).
Psychokampfstoffe:
Benzilate, Glykolate.
Schnupfenmittel: s. Antihistaminika.
Spasmolytika mit anticholinergischer Wirkung:

Dosierung: Erwachsene, Kinder 0,02–0,06 mg/kg i. v. oder i. m. Wirkungseintritt nach 5–15 min, Wirkungsdauer 20 min bis 8 Std, Wiederholung in gleicher Dosierung stdl.
Zusätzliche Giftelimationsmaßnahmen wie Hämoperfusion und Hämodialyse erübrigen sich völlig durch die wiederholte (evtl. mehrtägige) Gabe dieses Antidots!
Monitorkontrolle während Anwendung empfehlenswert.

Antidot:	**Toluidinblau** (10 ml = 400 mg)
Indikation:	Methämoglobinbildner wie: Aniline, Aminophenole (DMAP), Nitrate, Nitrite, Chlorate sowie: Benzidin, Bariumbromat, Chlorpikrin B, Chlorbenzol, Dekalin (cis, trans), Dinitrobenzol, 2,4-Dinitrochlorbenzol, 2,4-Dinitrotoluol, Hydrochinon, Hydroxylamin, Kaliumbromat, Kaliumhypochlorit, Natriumchlorit, Natriumhypochlorit, Nitroäthan, Nitrobenzol, Nitromethan, 4-Nitrophenol, 1-Nitropropan, Nitrosegase, Nitrotoluole, Natriumbromat, Nitrochlorbenzole, Phenol, Phenylhydrazin, Phosphortrisulfid, p-Phenylendiamin, Resorzin, Salpetersäure, Stickstoffdioxyd, Tetranitromethan, o-Toluidin (m-, p-), o-Tolidin, Xylidine, Zinkphosphid.
Dosierung:	2–4 mg/kg KG i. v. (z. B. 5 ml)
Bemerkungen:	Keine Nebenwirkungen. Azidosetherapie, evtl. Beatmung, zunächst Zunahme der Blaufärbung der Lippen. (Nach 4-DMAP-Gabe nur wenn es sich nicht um eine Blausäurevergiftung gehandelt hat.)

H *Hausapotheke für Vergiftungen*

Zusammensetzung der Hausapotheke:
Laevilac 200 ml (Wander)
Kohlekompretten 50 Stück (Merck)
Natriumsulfat 100 g
flüssiges Paraffinöl 150 ml
Sirup Ipecacuanhae

Rp.
Extrakt. Fluidum Ipecacuanhae DAB 7	42,0 g
Glycerini	60,0 g
Sirupus sacchari ad	600,0 g

Lutrol E400
Himbeersirup 200 ml
Auxiloson-Dosier-Aerosol (Thomae)
Sab simplex Liquidum (Parke Davis)
Universal-Indikatorpapier (Merck) zur pH-Bestimmung
1 Wasserglas
1 Teelöffel
1 Plastikflasche zur Aufbewahrung des erbrochenen Giftes
(Asservat)

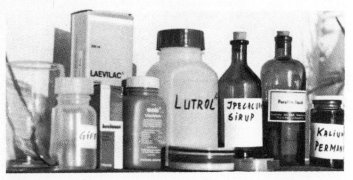

Abb. 1. Hausapotheke

I Informationszentralen für Gifte

Zentren mit durchgehendem 24-Stunden-Dienst

Medizinische Kliniken

Berlin: Reanimationszentrum der Medizinischen Klinik und Poliklinik der Freien Universität im Klinikum Westend, 1 Berlin 19, Spandauer Damm 130.
Tel.: (030) Durchwahl 3035466/2215, Klinikzentrale 30351.
Braunschweig: Medizinische Klinik des Städtischen Krankenhauses, 33 Braunschweig, Salzdahlumer Str. 90.
Tel.: (0531) Durchwahl 62290, Klinikzentrale 691071.
Hamburg: II. Medizinische Abteilung des Krankenhauses Barmbek, Giftinformationszentrale, 2 Hamburg 33, Rübenkamp 148.
Tel.: (040) Durchwahl 6385345/346, Zentrale 6385-1.
Kiel: I. Medizinische Universitätsklinik Kiel, Zentralstelle zur Beratung bei Vergiftungsfällen, 23 Kiel, Schittenhelmstraße 12.
Tel.: (0431) Durchwahl 5973268, Klinikzentrale 5971.
Koblenz: Städtische Krankenanstalten Kemperhof, Medizinische Klinik, 54 Koblenz, Koblenzer Str. 115–155.
Tel.: (0261) 46021.
Ludwigshafen: Medizinische Klinik, Entgiftungszentrale, 67 Ludwigshafen/Rh., Bremserstr. 79
Tel.: (0621) Durchwahl 503431, Klinikzentrale 5031.
Mainz: II. Medizinische Universitätsklinik, 65 Mainz, Langenbeckstraße 1.
Tel.: Durchwahl (06131) 22333, 192741 und 192418, Zentrale 191.
München: II. Medizinische Klinik und Poliklinik rechts der Isar der Technischen Hochschule München, Toxikologische Abteilung, 8 München 80, Ismaninger Str. 22.
Tel.: (089) Durchwahl 41402211, Zentrale 41401.
Münster: Medizinische Klinik und Poliklinik, 44 Münster, Westring 3.
Tel.: (0251) Durchwahl 83667, Zentrale 831.

Nürnberg: II. Medizinische Klinik der Städt. Krankenanstalten, Toxikologische Abteilung, 85 Nürnberg 5, Flurstraße 17, Bau 39, EG.
Tel.: (0911) Durchwahl 3982451, Zentrale 3981.

Kinderkliniken

Berlin: Beratungsstelle für Vergiftungserscheinungen Universitätskinderklinik KAVH, 1 Berlin 19, Heubnerweg 6.
Tel.: (030) 3023022.
Berlin: Städtische Kinderklinik Charlottenburg, 1 Berlin 19, Platanenallee 23–25.
Tel.: (030) Durchwahl 3040311/12/13, 3048797.
Bonn: Universitäts-Kinderklinik, Informationszentrale gegen Vergiftungen, 53 Bonn, Adenauerallee 119.
Tel.: (02221) Durchwahl 213505, Klinikzentrale 217051.
Freiburg: Universitäts-Kinderklinik, 78 Freiburg, Mathildenstraße 1.
Tel.: (0761) Durchwahl 2014361, Pforte 2014301, Klinikzentrale 2011.
Homburg/Saar: Univ. Kinderklinik im Landeskrankenhaus
Tel.: (06841) 162257, 162846.
Nürnberg: Städtische Kinderklinik, Am Kirchenweg, 8500 Nürnberg.
Tel.: (0911) 3982277.

Zentren mit noch nicht durchgehendem 24-Stunden-Dienst

Bremen: Zentralkrankenhaus Allgemeine Anästhesie-Abteilung; St. Jürgenstraße, 2800 Bremen.
Tel.: (0421) Durchwahl 4975268 (Informationszentrum) (diensthabender Arzt) Zentrale 44921.
Göttingen: Universitäts-Kinderklinik und Poliklinik, 34 Göttingen, Humboldtallee 38.
Tel.: (0551) Klinikzentrale 3962-03/04 (Vermittlung an den diensthabenden Arzt). Zentrale 3962-10/11.
Papenburg: Marienhospital, Kinderabteilung, 449 Papenburg.
Tel.: (04961) Klinikzentrale 2044 (Vermittlung an den diensthabenden Arzt).

Der „Autopunkt"[1], geeignet zur Anbringung an der Windschutzscheibe des Autos, enthält darüber hinaus noch folgende Giftnotruf-Zentralen:

Berlin Ost	225411, nachts 225410
Dresden	683160
Erfurt	26419 oder 502051
Greifswald	2211
Halle	27112 oder 21739
Jena	27142
Leipzig	31916
	79600, nachts 200032 oder 79750
Magdeburg	48201
Rostock	396785, nachts 396744, 3960, 396766
ferner	
Brüssel	0032-2-6492929
Krakau	24170
Lodz	59900
Paris Bolivar	0033-1-2056329
Utrecht	0031-30-789111/1222 + 1375
Wien	siehe unten
Zürich	0041-1-326666

Informations- und Behandlungszentrum für Vergiftungen im europäischen Ausland

Zentren mit durchgehendem 24-Stunden-Dienst

Österreich

1090 Wien. Universitätsklinik, Lazarettgasse 14, Tel.: Wien (0222) 436898. Notruf 434343. Sprache: Deutsch.

---

[1] Erhältlich bei ADAC oder an Grenzübergängen

Belgien

1060 Bruxelles, Centre National de Prévention et de Traitement des Intoxications, Rue Joseph Stallaert, Nr. 15, Tel.: 0032-2-642929/492929. Sprachen: Französisch, Holländisch, Englisch (Deutsch).

Dänemark

2100 Copenhagen Ø, Centrallaboratoriet Rigshospitalet Blegdamsvej, Tel.: Denmark 0045-1-396633 N 7791, Lokal: 3011. Sprachen: Dänisch, Englisch.

England

Cardiff (Wales), Clinical Chemistry Cardiff Royal Infirmary, Tel.: Cardiff: 0044-222-492233 N 332. Sprache: Englisch.

Cardiff (Wales), Toxicology Research University of Wales, Hospital, Heath Park, Tel.: Cardiff: Sprache: Englisch.

Edinburgh 3 (Scotland), Clinical Chemistry Royal Infirmary, Regional Poisoning, Treatment Centre, Lauriston Place, Tel.: 0044-31-2292477 N 2314. Sprache: Englisch.

London S.E. 14 (Engl.), Laboratory of the Poisons Unit New Cross Hospital, Avonley Road, Tel.: 0044-1-4077600 N 4001. Sprache: Englisch.

Frankreich

69-Lyon 3è, Centre anti-Poisons, Service d'information toxicologique. Service de Toxicologie Clinique et de Médicine Légale Hôpital Edouard Herriot, Pavillon N, Place d'Arsonval, Tel.: 0033-78-541414, App.: 253. Sprache: Französisch.

13-Marseille (9b), Centre anti-Poisons Hôpital Salvator, 249, Bd. Ste Marguerite, Tel.: 91/752525. Sprachen: Französisch, Englisch.

Nancy 54, Clinique Toxicologique Centre Hospitalier et Universitaire, Service de Réanimation, Centre anti-Poisons, 29, avenue de Lattre de Tassigny, Tel.: 0033-28-363636. Sprache: Französisch.

Holland

Utrecht, Nationaal Vergiftigingen Informatic Centrum Rijks Instituut voor de Volksgezondheid, Sterrenbos 1, Tel.: 030-789111 App.: 1222 u. 1375. Sprachen: Holländisch, (Französisch), (Englisch), (Deutsch).

Irland

Dublin, Poisons Information Jervis Street Hospital, Tel.: Dublin 00353-1-745588. Sprache: Englisch.

Italien

Milano, Centro antiveleni, Servizi de Informazione, Ospedale Maggiore di Milano Piazza Ospedale Maggiore 3, Tel.: 0039-2-6428556. Sprache: Italienisch.

00161 Roma, Centro antiveleni Istituto di Medicina Legale della Universita di Roma, Viale Regina Elena, 336, Tel.: 0039-6-490663. Sprache: Italienisch.

10.126 Torino, Centro antiveleni dell'Universita di Torino Corso Polonia, 14, Tel.: 0039-11-637637. Sprachen: Italienisch, Französisch, Englisch.

Norwegen

Blindern, Oslo 3, Giftkartoteket Farmakologisk Institutt, Universitet i Oslo Odontologibygst, Tel.: 0047-2-461870 N 7799 ext. 9063 (von 8.30–15.30 Uhr) 461870 ext. 7628 bzw. 7799 (durchgehend) Sprache: Norwegisch.

Polen

Krakow, Klinika Chorob, Zawodowyck Oddzial Ostrych Zatruc, Ul. Kopernika, 26, Tel.: 24170. Sprachen: Polnisch (Englisch).

Portugal

Lisboa, S.O.S. Centro Informativa de Intoxicacoes, Avenida Elias Garcia, 81, Tel.: 00351-19-771181. Sprachen: Portugiesisch, Französisch, Englisch.

Schweden

Stockholm, Giftinformationscentralen, Poison Control Center Karolinska Sjukhuset, Tel.: 0046-8-340500 N 1742. Sprachen: Schwedisch (Englisch).

Schweiz

8028 Zürich, Centre Suisse d'information toxicologique, Institut de'Médicine Légale de l'Université de Zürich, Zürichbergstraße 8, Tel.: 0041-1-326666. Sprachen: Französisch, Englisch, Deutsch (Italienisch).

Spanien

Madrid 4, Instituto Nacional de Toxicologia, Ministerio de Justicia, Farmacia 9, Tel.: 0034-1-2219327. Sprache: Spanisch.

Zentren mit noch nicht durchgehendem 24-Stunden-Dienst

Dänemark

75-2900 Hellerup, Statens Institut for Arbejdshygiene, Baunegardsvej, 73, Tel.: Denmark ask: Genlofte, 0045-1-682868 (tgl. 9.00–16.00 Uhr), (samstags: 9.00–12.00 Uhr). Sprachen: Dänisch, Englisch.

Frankreich

59-Lille, Hôpital Calmette, Bd. Prof. Leclercq, Tel.: 0033-20-545556 (von 9.00–18.00 Uhr). Sprache: Französisch.

Spanien

Barcelona 9, Labóratoire de Toxicologie Instituto Nacional de Toxicologia, Apartado de Correos, 2.408, Bruch, 100-2°, Tel.: 0034-3-2585113 (tgl. 10.00–13.00 Uhr), (außer Sonnabend nachmittag). Sprachen: Spanisch, Französisch.

Norwegen

Oslo, 3, Statens Rettstoksikologiske Institutt, Sognsvannsveien, 28, Tel.: Oslo, 0047-2-142190 (Dienststunden nur an Wochentagen). Sprachen: Norwegisch, Englisch.

Oslo, 3, Yrkeshygienisk Istitutt, Gydas Vei, 8, Tel.: Oslo, 0047-2-466850 N 888 (Dienststunden nur an Wochentagen). Sprachen: Norwegisch, Englisch, Deutsch.

K Koffer zur Vergiftungsbehandlung

Instrumententeil I

Beatmungsbeutel mit Maske (je für Erwachsene und Kinder)
Intubationsbesteck mit 2 Tubus
Magenschlauch mit Trichter je für Erwachsene und für Kinder
Nasoösophageale Sonde   Schere
Blutdruckapparat   Taschenlampe
Stethoskop   Duodenalsonde
Blasenkatheter   2 Infusionsbestecke
Aluminiumfolie für Verätzungen. Einmalskalpell
Klemme   Stauschlauch
                           OP-Handschuhe

Zwischendeckel

Reflexhammer
Vergiftungsregister „Akute Intoxikationen", „Erste Hilfe bei Vergiftungen", Anhänger für Patienten, Notizstift.

Ampullen

4 Ampullenfeilen 5 mg/1 ml
1 Amp. Akineton (Biperiden)
5 Amp. Alupent 0,5 mg/1 ml (Orciprenalin)
1 Amp. Apomorphin 10 mg/ml (Apomorphinhydrochlorid)
1 Amp. Atosil 50 mg/2 ml (Promethasin)
2 Amp. Atropin 1 mg/1 ml (Atropin sulfur.)
1 Amp. Atropin 100 mg/10 ml (Atropin sulfur.)
2 Amp. Calcium 10% 10 ml (Calciumgluconat)
2 Amp. Catapresan 150 mg
1 Amp. Dehydrobenzperidol 25 mg 10 ml
1 Amp. Desferal 500 mg (Deferoxamin)
1 Amp. Ditripentat 1 g 5 ml (Calciumdiäthylentriaminpentaacetat)
2 Amp. 4-DMAP 250 mg/5 ml
2 Amp. Dolantin spezial 100 mg/2 ml (Pethidin)
2 Amp. Dopamin 50 mg/5 ml (Noradrenalin-Vorstufe)

1 Amp. Euphyllin 0,24 mg/10 ml (Theophyllin)
2 Amp. Lanicor 0,25 mg/1 ml (Digoxin)
2 Amp. Lasix 20 mg/2 ml (Furosemid)
2 Amp. Lorfan 1 mg/1 ml (Levallorphan)
1 Amp. Natriumchlorid 0,9% 1ß ml
3 Amp. Natriumthiosulfat 10% 10 mll
2 Amp. Novalgin 25 mg/5 ml (Novaminsulfon)
2 Amp. Novadral 10 mg/ml (Norfenefrin)
1 Amp. Pentothal 500 mg (Thiopental)
2 Amp. Physostigminsalicylat 2 mg/5 ml
2 Amp. Psyquil 20 mg/ml (Triflupromazin)
2 Amp. Solu-Decortin H 250 mg/2 ml (Prednisolon)
1 Amp. Succinyl siccum 1% 10 ml (Suxamethonium)
1 Amp. Sulfactin 100 mg/2 ml (Dimercaprol, BAL)
1 Amp. Suprarenin 1 mg/1 ml (Epinephrin/Adrenalin)
1 Amp. Toluidinblau 4% 10 ml
1 Amp. Toxogonin 250 mg/1 ml (Obidoxim)
1 Amp. Truxal 50 mg/ml
2 Amp. Valium 10 mg/ml (Diazepam)
2 Amp. Xylocain 2% 5 ml (Lidocain)

Instrumententeil II

500,0 Neo Plasmagel, 250,0 8,4% Natriumbikarbonat,
250,0 Biseko, 100,0 Traubenzuckerlösung 50%,
100,0 Lutrol, 100,0 Sirup Ipecac., 100,0 Paraffinöl,
50 g Natriumsulfat, 50 Kohlekompretten,
1 O.P. Auxiloson Dosier-Aerosol (Dexamethason),
1 O.P. Sab simplex (Silikone), 1 O.P. Cholinesterasepapier,
1 O.P. Isogutt-Augentropfen, 1 O.P. Locacortenschaum,
1 O.P. Novesine-Augentropfen, 1 O.P. pH-Papier,
4 Bt. Phosphalugel, 1 Verbandspäckchen, 1 Leukosilk,
4 Alkoholtupfer, 2 Spritzen 20 ml, 10 ml, 2 ml, 10 Kanülen 12,
2 Braunülen 0,5, 2 Cavafix 750 × 1,2 × 1,7,
2 Butterfly 1,1, 1 Asservatflasche

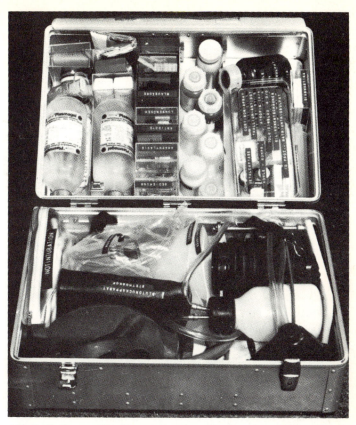

Abb. 2. Koffer zur Vergiftungsbehandlung (Fa. Dr. Franz Köhler Chemie, 6146 Alsbach/Bergstraße) DIN-Norm der Europäischen Feuerwehr 40 × 35 × 22

Zusatzkoffer Dräger-Gasspürgerät
(zum Nachweis von Giften in der Ausatmungsluft)

Aceton 100/b
Alcotest
Atem-CO-Prüfung 2/a
Benzol 0,05
Blausäure 2/a

Formaldehyd 0,002
Kohlenwasserstoff 0,1
Kohlenwasserstoff 2
Methylbromid 5/b
Schwefelkohlenstoff 0,04
Schwefelwasserstoff 1/c
Systox 1/a
Tetrachlorkohlenstoff 10/b
Toluol 5/a
Trichloräthan 50/b
Trichloräthylen 10/a

L Leitmerkmale bei einigen Vergiftungen

Diese Leitmerkmale dienen nur als grober Hinweis, sie sind nicht beweisend für ein Gift.

1. *Geruch* der Umgebung oder Ausatmungsluft nach
   Alkohol: Alkohole, Chloralhydrat und Phenole
   Aceton: Lacke (Nagellack)
   Bittermandeln: Blausäure (Zyankali), Nitrobenzol
   Geranien: N-Lost
   Knoblauch: Phosphor (-wasserstoff), Schwermetalle (Selen, Tellur) Azide, Arsin, Amylmercaptan, Parathion (E 605)
   Faules Heu: Phosgen
   Senf: Schwefellost („Senfgas")
   Rettich: Diallyläther
   Naphthalin: Phenylbenzol (Diphenyl).
2. *Hellrotes Gesicht:* Blausäure, Kohlenmonoxyd.
3. *Blaues Gesicht und Haut:* Methämoglobinbildner wie Anilin, Nitrate bei Säuglingen (Stempelfarben), Nitrobenzol, Nitrose Gase, Nitrite
4. *Fieber:* Atropin (Tollkirsche), Aufputschmittel, Chinin, Metalldämpfe (z.B. Kupfer, Zinn), Pflanzenschutzmittel (Dinitrokresol, Dinitrophenol), Salizylsäure.
5. *Hypothermie:* Aconitin, Chloralhydrat, fiebersenkende Mittel,

Klebemittel, Morphin, Opium u. a. Opiate, Oxalsäure (Klee), Phenole, Schlafmittel (Barbiturate).
6. *Schweißausbruch:* Antibiotika, Aufputschmittel (Cocain), Pilze, Pilocarpin, Medikamente gegen Zuckerkrankheit (Insulin), Nikotin (Zigaretten), Rauch, Reizgase, Salizylsäure, Schädlingsbekämpfungsmittel und Nervenkampfstoffe (Phosphorsäureester wie E 605).
7. *Trockene Schleimhäute:* Aufputschmittel, Atropin, Beruhigungsmittel, Botulinus, Kresole, Pilze, Schwermetalle, Scopolamin.
8. *Ätzschorf an der Mundschleimhaut:* gelb — Salpetersäure und Pikrinsäure; weiß — Salzsäure; schwarz — Schwefelsäure; blutig bei Laugen.
9. *Miosis:* Parasympathicomimetica (Physostygmin, Pilocarpin, Prostigmin, Augentropfen gegen Glaukom), Pilze, Opiate, Nikotin, Schädlingsbekämpfungsmittel und Nervenkampfstoffe (Phosphorsäureester wie E 605) Carbamate.
10. *Mydriasis:* Aconitin, Atropin, Aufputschmittel, Colchicin, LSD, Kreislaufmittel (Adrenalin).
11. *Ungleiche Pupillen:* Alkohol, Schlafmittel (Barbiturate, Methaqualon).
12. *Gerötete Augen* (Konjunktivitis): Alkohol, Anilin, Ammoniak, Formalin, Formaldehyd, Laugen, Reizgase, Säuren, Schwefelkohlenstoff, Schwefelwasserstoff, Senfgas (Lost), Tränengas.
13. *Farbsehen:* Aconitin, Digitalis, LSD.
14. *Sehstörungen:* Alkohol, Aufputschmittel, Atropin, Beruhigungsmittel, Blausäure, Botulinus, Herzmittel (Digitalis), Kohlenmonoxyd, Methanol, Nikotin, Parkinson-Mittel, Pflanzenschutzmittel und Nervenkampfstoffe (Phosphorsäureester wie E 605), Physostigmin, Quecksilber, Salizylsäure, Schlafmittel, Tetrachlorkohlenstoff.
15. *Ptosis:* Fisch- und Fleischvergiftung (Botulinus).
16. *Hörstörungen:* Aconitin, Chinin, Kohlenmonoxyd, Kohlendioxyd, Methanol, Quecksilber, Salizylsäure, Schwefelkohlenstoff.
17. *Schwindel:* Alkohol, Aufputschmittel, Beruhigungsmittel, Chinin, Digitalis, Nicotin, Rauch, Reizgase, Salizylsäure, Schlafmittel, Streptomycin, Narkosemittel, Blausäure, Halogenwasserstoff, Kohlenmonoxyd, Kohlendioxyd, Nitrobenzol, Phenacetin, Phenol, Thallium.

18. *Hypersalivation:* Pilze, Schädlingsbekämpfungsmittel und Nervenkampfstoffe (Phosphorsäureester wie E 605), Schwermetalle (Blei, Kobalt, Mangan, Quecksilber), Saponine, Strychnin, Thallium, Wismut.
19. *Trockener Mund:* Aufputschmittel, Atropin, Aldehyde, Blei, Beruhigungsmittel, Koffein, Ephedrin, Kalium, Kresole, Mittel gegen Allergie, Opiate, Parkinson-Mittel, Scopolamin, Schwefelkohlenstoff, Schwermetalle (Arsen, Antimon, Blei, Thallium).
20. *Magen-Darm-Blutung:* Alkohol, Arsen, Colchicin, Laugen, Nikotin, Pilze, Pflanzenschutzmittel (Dinitrobenzol, Dinitrophenol), Rheumatabletten, Säuren, Schwermetalle.
21. *Tachykardie:* Alkohol, Aufputschmittel, Atropin, Koffein, Blausäure, Kohlenmonoxyd, Kohlendioxyd, Nikotin, Nitrite, Thallium.
22. *Bradykardie:* Blutdruckmittel, Digitalis, Opiate.
23. *Hyperpnoe:* Aufputschmittel, Atropin, Blausäure, Kohlenmonoxyd, Kohlendioxyd, Pilze, Salizylsäure.
24. *Lungenödem:* Metalldämpfe, Reizgase (Phosgen, Nitrose Gase), Säuredämpfe, Schlafmittel, Opiate.
25. *Akuter Brechdurchfall:* Aconitin, Arsen, Nahrungsmittel, Pflanzen, Phosphide, Pilze, Schwermetalle.
26. *Kopfschmerzen:* Acetanilid, Blei, Kohlenmonoxyd, Lösungsmittel (Aceton), Nikotin, Nitrite, Nitroglycerin, Schädlingsbekämpfungsmittel und Nervenkampfstoffe.
27. *Augenmuskel-Lähmung:* Botulismus.
28. *Krämpfe:* Aspirin, Phosphorsäureester wie E 605, Nervenkampfstoffe, Anilin, Atropin, Goldregen (Cytisin), DDT, Methylalkohol, Nikotin, Pilocarpin, Quecksilber, Schlafmittel, Zyanide wie Blausäure, Zyankali, Vitamine.
29. *Erregungszustände:* Alkohol, Atropin, Benzin, Benzol, Chinin, Koffein, Phenacetin (Kopfschmerzmittel), Scopolamin, Trichloräthylen („Tri"), Weckamine (Aufputschmittel).
30. *Ikterus:* Knollenblätterpilz, Phosphor.

Medikamente zur Vergiftungsbehandlung

Medikament	Indikation	Dosierung	Bemerkungen (Nebenwirkungen)
Adrenalin (Suprarenin [Hoechst], Amp.: 1 mg in 1 ml)	Anaphylaktischer Schock	0,25 bis 1,0 ml, 10fach verdünnt, langsam i. v., bzw. Infusion in Plasmaexpander	Anschließend Hydrocortison (250 mg i. v.) und Calciumgluconat, Plasmaexpander
Akineton (Biperiden) 0,005/ 1 ml	Nikotin EPMS-Störungen b. Phenothiazinen u. Butyrophenonen	1–2 Amp. i. v.	
Aluminiumphosphat (Phosphalugel [Biotherax], Beutel 16 g, Glas 350 g, 1000 g)	Säuren, Laugen	*Sofort* 2 bis 4 Eßl. (Btl.) oral, Wiederholung halbstündlich	

Aluminiumsilikat, s. Bentonit

Alupent, s. Orciprenalin

Antidotum Thalii Heyl s. Eisen-III-Hexacyanoferrat (II)

Aponal, s. Doxepin

Atosil, s. Promethazin

Atropin 1. (Atropinum sulfuricum „MBK", Amp. 0,5 mg/1 ml) 2. (Atropinumsulf. 20–50 ml 1%ige Lösg. Köhler-Chemie)	1. Prämedikation vor Intubation und Magenspülung, Digitalis 2. Alkylphosphate (E 605) (= Acetylcholinesterasehemmer)	1,0 mg = 2 Amp. i. m. oder 0,5 mg i. v. *Sofort* i. v. bis zur Aufhebung von Miosis, Hypersalivation und Bradykardie, initial etwa 10 mg i. v. später entsprechend der Symptomatik im Dauertropf (z. B. 200 mg/die)	Tachykardie, trockene Schleimhäute, Mydriasis Anschließend Toxogonin, aber nur am 1. Tag der Vergiftung

Auxiloson-Dosier-Aerosol, s. Dexamethazon Spray

BAL, s. Dimercaprol
vgl. DMPS

Medikament	Indikation	Dosierung	Bemerkungen (Nebenwirkungen)
Bentonit (Adsorbens) Aluminiumsilicat	Dipyrodinium Paraquat Deiquat	2 stdl. 2 Eßl. in Wasser, Apfelmus gelöst	
Botulismus-Serum (Behring, 50 ml)	Fleisch-, Fisch- und Konservenvergiftung	50 bis 200 ml i. m. oder i. v. und oral	Auch zur Prophylaxe in Verdachtsfällen, vorher Blutentnahme zum Nachweis!
Calciumdiäthylentriaminpentaacetat (Ditripentat-Heyl [DTPA], Amp. 1 g/ 5 ml)	Blei, Cadmium, Chrom, Eisen, Mangan, Zink, radioaktive Isotope (Uran)	1 g = 1 Amp. mit physiologischer NaCl-Lösung, sehr langsam (10 min) i. v., dann 1 g als Infusion in 250 ml physiologischer NaCl-Lösung, Wiederholung in 6 Std; 2mal täglich 1 g im Dauertropf; nach 6 Tagen Therapie 3 Tage Pause	Fieber, Durst, En- und Exanthem, Thrombozytopenie, Myalgien, Parästhesien, Schäden der Nierentubuli
Calcium-dinatrium-EDTA (CALCIUM „Vitis", Calciumedetat-Heyl 20%ig, 2 ml, 5 ml)	Blei, Chrom, Eisen, Kobalt, Kupfer, Uran, Vanadium, Zink. Vorsicht bei: Cadmium, Quecksilber, Selen, nicht bei: Beryllium	3 Tage Therapie, 3 Tage Pause, bis 5 Serien. Höchstens 20 mg/kg KG i. v., also: 0,1 ml der 20%igen Lösung/kg/die in 10 ml/kg/die Glukoselösung	Nicht bei Glykosidmedikation! Tetanische Krämpfe, nach Latenzzeit (2 bis 14 Tage) toxische Nierenschädigung (Harnstatus), Blutdrucksenkung, Hypoglykämie (Zink-Insulin) Chelatbildner
Calcium gluconicum (z. B. Phytopharma) Amp. 10 ml, 10%ig, 20%ig	Allergie, Oxalsäure, Fluor (Magenspülung intravenös und örtlich), Lungenödem	10 ml 10%ige Lösung bei drohendem toxischen Lungenödem, evtl. wiederholt langsam i. v.	Verminderte Kapillarpermeabilität, Kammerflimmern. Vorsicht bei Digitalisierten!

Medikament	Indikation	Dosierung	Bemerkungen (Nebenwirkungen)
Calciumgluconium-Pulver	Oxalsäure, Fluor	Fluor: wiederholt i. v. und s. c. 40 g zur Magenspülung (instillieren)	
Cortison (Prednisolon) (Solu-Decortin H 25, 50, 250 mg, 1 g, Merck)	Allergie, Lungenödem, Reizgase, Schlangen, Insekten	Nach Symptomatik z. B. 50 mg i. v.	Bei einmaliger Gabe keine Gefahr
Droperidol (Dehydrobenzperidol Janssen, Amp. 25 mg/ 10 ml) (Neuroleptikum)	Zentralisierter Schock, Exzitation, Amphetamine	2,5 bis 10 mg i. v. oder i. m. (maximal 6mal 2 ml)	α-Rezeptorenblocker Hypotonie! Im Schock zur Senkung des erhöhten zentralen Venendrucks
Desferal, s. Desferrioxamin B			
Desferrioxamin B (Desferal [Ciba], Amp. 500 mg Trockensubstanz mit 5 ml aqua bidest.)	Eisen, akut	1. oral: 5 bis 10 g gelöst, evtl. auf mehrere Portionen verteilt 2. i v. 1 bis 2 g in 500 bis 1000 ml Lävuloselösung in 24 Std, maximal 16 mg/ kg KG/Std	Blutdruckabfall bei i. v. Verstärkt schon bestehende Niereninsuffizienz. Nicht bei Schwangerschaft
Dexamethason-Spray (Auxiloson, Dosier-Aerosol, Thomae) 10,5 g = 150 Hübe	Inhalatorische Vergiftungen, Reizgase, Lungenödem	5 Hübe alle 10 min	verhindert ein toxisches Lungenödem
Diazepam (Valium [Roche], Amp. 10 mg/2 ml)	Krämpfe, Exzitation, Amphetamine	10 bis 20 mg i. v. oder i. m.	Atemdepression

Medikament	Indikation	Dosierung	Bemerkungen (Nebenwirkungen)
Dimercaprol (BAL) (Sulfactin Homburg, Amp. 100 mg/2 ml) vgl. DMPS	Antimon, Arsen, Gold, Kupfer, Nickel, Quecksilber, Wismut, Chrom, Kobalt, Mangan	2,5 mg/kg tief i. m.; 1. und 2. Tag 4stündlich, 3. und 4. Tag 6stündlich, 5. und 6. Tag 12stündlich	Erbrechen, Krämpfe, Kapillarschäden, Schock, Dermatosen, Speichelfluß. Verstärkt Niereninsuffizienz
4-Dimethyl-amino-phenol-HCl, DMAP, (250 mg, Köhler-Chemie)	Zyanid, Blausäure, Nitrile, Schwefelwasserstoff, Azide	Bei Verdacht *sofort* 250 mg i. v. notfalls tief i. m.! (3,5 mg/kg). Bei Wiedereintreten von Symptomen ½ Dosis wiederholen.	Keine Nebenwirkungen, anschließend Natriumthiosulfat, Acidosetherapie
DMPS, Dimercaptopropan-1-Sulfonat = sulfonsaures BAL (Dimaval-Heyl) wasserlöslich, i. v. oral) weniger toxisch als BAL, aber wesentlich wirksamer	Antimon, Arsen, Gold, Nickel, Quecksilber, Wismut, Chrom, Kobalt, Mangan	2–3 mg/kg i. v. 4-stündlich am 1. u. 2. Tag, ab 3. Tag 4 × tägl. oral	Nebenwirkungen des BAL im Tierversuch nicht beobachtet, demnächst im Handel
Doxepin (Aponal [Boehringer Mannheim], Amp. 25 mg/2 ml, Drg. 5 mg, 10 mg, Tabl. 50 mg)	Erregungszustand nach Drogeneinnahme (Amphetamine, Horror-Trip), Drogenentzug (Prädelir)	50 mg oral, oder i. m.	Keine Sucht, keine Atemdrepression, anxiolytisch, Antidot Physostigmin
E400, s. Lutrol E400			
Eisen-III-hexacyanoferrat (II) (Antidotum Thallii-Heyl, Kapseln 0,5 g)	Thallium, radioaktives Caesium	6 Kapseln à 0,5 g öffnen oder in warmem Wasser auflösen und die Lösung eingeben (evtl. über Magenschlauch im Anschluß an die Spülung); dann 6mal 1 Kapsel täglich	Bei Überdosierung s. Blausäure
Flumetason, s. Locacorten			

Medikament	Indikation	Dosierung	Bemerkungen (Nebenwirkungen)
Folsäure (Folsan [Kali-Chemie], Amp. 15 mg/1 ml)	Methanol	2-stündlich 15 mg i. m. (max. 10 mg/kg i. v.)	Fördert metabolische Verwendung des Methanols
Furosemid (Lasix Tabl. 40 mg, Amp. 20 mg, Hoechst) (Diuretikum)	Lungenödem, forcierte Diurese	20–40 mg i. v. evtl. 2-stündlich wiederholen	Kaliumsubstitution!
Gelatineplasmaersatzpräparat (Haemaccel, Gelifundol, Neo-Plasmagel)	Blutdruckabfall, Schock	Anfangs als Schnellinfusion, später im Bypass, um Blutdruck auf etwa 110 mm Hg zu halten	Bei Vergiftungen den Dextranpräparaten vorzuziehen, da es den Harnfluß fördert. Keine peripheren Kreislaufmittel!
Humatin (Paromomycin) (Parke Davis) 16 Kaps. à 0,25 g	Leberschutztherapie (Darmsterilisierung) bei Knollenblätterpilz, Tetrachlorkohlenstoff u. ä., Leberkoma	50–100 mg/kg/die, Kontrolle, ob Stuhlkultur steril, z. B. 2–4 stdl. 2 Kaps. oral od. in Magensonde	
Kaliumpermanganat einige Kristalle in 1 l Wasser frisch lösen	Alkaloide, Blausäure, Glykole	Frisch zubereitete 0,05 bis 0,1%ige Lösung zur Magenspülung, 50 ml belassen	Ungelöste Kristalle ätzen! Farbe: blaustichiges Weinrot

Medikament	Indikation	Dosierung	Bemerkungen (Nebenwirkungen)
Kohle (Compr. Carbo medicinalis [Merck] 50, 250, 1000 Stück zu 0,25 g) (Adsorbens)	wasserlösliche, geschluckte Gifte	30 Kompretten oral; 50 Kompretten zerstoßen und in Wasser aufgeschwemmt nach der Magenspülung instillieren	Ungiftig Obstipation, gleichzeitige Gabe von Paraffinöl möglich Adsorption nur vorübergehend (etwa 24 Std) Zugleich Laxantiengabe nötig! (Natriumsulfat)
Konakion, s. Vitamin K_1			
L-Argininhydrochlorid (1 molare Lösung [Salvia], Amp. 20 ml)	Alkalose, saure Diurese bei Alkaloiden, Amphetaminen	Als Zusatz zur Infusionslösung	Blutgase kontrollieren, Urin-pH unter 7 etwa bei 8
Lactulose-Konzentrat (Laevilac-Sirup, 200 ml, Wander)	Leberschädigende Gifte, forcierte Diarrhoe.	3–5 Eßlöffel/die, bei schweren Fällen bis zu 10 Eßlöffel/die	Blähungen und Durchfälle
Lansoyl-Gel s. Paraff. Subliquid			
Levallorphan (Lorfan [Roche], Amp. 1 mg/1 ml)	Opiate, Apomorphin, Atemdepression	1 bis 2 mg i. v., Säuglinge und Kinder $1/5$ bis $1/10$ der Dosis. Nach 20 bis 30 min Wiederholung	Atemdepression, Atemstillstand, Schock, Atemdepression bei Schlafmitteln wird erheblich verstärkt Überdosierung bei Morphinisten: Entzugssymptome
Lidocain (Xylocain)	Herzkammerflimmern, tachykarde Herzrhythmusstörungen, Fluor	1 Amp. i. v., i. m., bei Fluor örtl. Unterspritzung	
Locacorten Schaum (Flumetason 20 ml) (Ciba)	Verätzungen, allergische Reaktion	wiederholt örtl. auftragen	
Lorfan, s. Levallorphan			

Medikament	Indikation	Dosierung	Bemerkungen (Nebenwirkungen)
Lutrol E400 (BASF) Polyäthylenglykol (Roticlean, Fa. Roth).	Giftentfernung von der Haut und dem Auge, z. Magenspülung (Carbromal) fettlösl. Stoffe	Haut spülen, mit Wasser und Seife nachspülen. 1,5 ml/kg in Magen instillieren, nachspülen	Lösungsmittel für nicht oder schlecht wasserlösliche Stoffe
Mercurisorb (Fa. Roth, Karlsruhe)	Quecksilber, verschüttetes	aufstreuen, mischen, wegkehren	Bindemittel
Natriumbikarbonat (8,4%ige Lösung = 1 mval $NaHCO_3$ in 1 ml [Salvia], Amp. 20 ml, Flasche 250 ml)	Azidose, Methanol, Barbitursäure, Aldehyde, Chlorate, Salizylsäure, Schock, Alkylphosphate, (Magenspülung)	Entsprechend Blutgasewerten ml (Defizit molares $NaHCO_3$) = negativer Basenüberschuß × 0,3 × kg KG oder: 6 ml (= mval) × 0,3 × kg KG: erhöht pH um 0,1 z. B. 250 ml 8,4% i. v.	Bei Überalkalisierung: Atemdepression Urin-pH soll bei forcierter Diurese (Barbiturat-, Salizylatvergiftung) bei 8 liegen
Natriumsulfat (Laxans) Glaubersalz		30 g in Wasser gelöst, Kinder 15 g	Bei Kindern Exsikkose möglich
Natriumthiosulfat 20 ml 10%ig Amp. 100 ml 25%ig Stechampulle 500 ml 10%ig zur Infusion (Köhler-Chemie)	Zyanid, Thallium, Jod(oral), Alkylantien (S-Lost, N-Lost)	Alkylantien und Zyanid: 100–500 mg/kg i. v. Thallium: mehrmals täglich 10 ml i. v. Jod: Magenspülung mit 1%iger Lösung	Keine Nebenwirkungen außer Nausea
Novadral, s. Norfenefrin			
Norfenefrin (Novadral, Goedecke) Amp./10 mg/1 ml	Kreislaufschwäche	1 ml i. m., s. c. od. langsam i. v.	Nicht an Stelle von Plasma (-expander) beim hypovolämisch. Schock!
Nicotinamid (Nicobion 0,1/1 ml)	INH	5–10 Amp. i. v.	Nachlassen der Krämpfe

Medikament	Indikation	Dosierung	Bemerkungen (Nebenwirkungen)
Oralpädon (Fresenius) 10 Tabl.	Antibabypille, Lebensmittel, Schwermetalle	Sgl. 1T, Kd 2T, Erw. bis 4T/Tag in 100 ml Wasser aufgelöst trinken lassen	Zur Ergänzung der b. Erbrechen od. Durchfällen verlorengegangenen Elektrolyte (K, Na, Cl, Bikarbonat)
Obidoximchlorid (Toxogonin [Merck], Amp. 250 mg/1 ml)	Alkylphosphate (E 605), nicht bei Carbamaten	1 Amp. i. v., 2malige Wiederholung im Abstand von je 2 Std Kinder: 4 bis 8 mg/ kg KG	Nur falls *vorher Atropin* (2 bis 10 mg i. v.) gegeben wurde! Weiterhin hohe Atropingaben; 12 Std nach Intoxikationsbeginn ist Toxogonin® kontraindiziert
Orciprenalin (Alupent) Amp. 0,5 mg/ml, 5 mg/ 10 ml	Beta-Rezeptorenblocker, Digitalis, Bradykardie		
Paraffinum subliquidum (Paraffinöl, Adsorbens), ebenso Lansoyl-Gel f. Kleinkinder	verschluckte fettlösliche Stoffe	200 ml, evtl. über Magenschlauch Kinder 3 ml/kg KG	Gemeinsam mit Kohle geben
Paromomycin, s. Humatin			
D-Penicillamin (Metalcaptase [Heyl], Kaps. 0,15 g Tabl. 0,3 g, Injektionsflasche 1 g)	Blei, Gold, Kobalt, Kupfer, Quecksilber, Zink	3mal 300 mg per os 10 Tage lang parenteral: 1 g	Magenschmerzen, Fieber, Exantheme, Nierenschädigung, Agranulozytose, Thrombozytopenie, Polyneuritis, Hypoglykämie; Substitution von Vitamin B_6 nötig
Pethidin (Hoechst), Dolantin spezial, 100 mg/2 ml	starke Schmerzen Verätzungen, Verbrennungen, Schock	50–100 mg s. c. oder i. v.	

Medikament	Indikation	Dosierung	Bemerkungen (Nebenwirkungen)
Physostigminsalicylat Amp. 2 mg/5 ml (Dr. F. Köhler- Chemie) s. S. 10 ff.	Atropin, Alkohol, atropinhaltige Pflanzen (Tollkirsche) Curare, Flaxedil, trizyklische Antidepressiva, Phenothiazine, Diazepam (Valium), Oxazepam, Benzilate, Glykolate, Antihistaminika, Antiparkinsonmittel	Erwachsene 2 mg i. v. od. i. m., Kinder 0,5 mg i. v. od. i. m., Wirkungseintritt nach 5–15 min, Wirkungsdauer 20 min bis 8 Std, erneute Gabe bei Wiederauftreten der Symptome, wie Bewußtlosigkeit, Atemdepression, Tachykardie, Mydriasis	Nebenwirkungen wie Übelkeit, Erbrechen, Durchfall, blasse Haut, Schweißneigung. Bei Überdosierung (Bradykardie, Herzstillstand) sofort Antidot Atropin in halber Dosierung der Physostigmingabe (z. B. 1 mg) i. v.

Plasmaexpander, s. Gelatineplasmaersatzpräparat

Polyäthylenglykol, s. Lutrol E400

Promethazin (Atosil) Amp. 2 ml/50 mg	Allergie	1 Amp. i. m.	
Pyracidosorb (Fa. Roth, Karlsruhe)	Aufsaugen verschütteter Flüssigkeit, Neutralisierung v. Säuren, Ersticken kleiner Brände	Aufsaugen konz. Schwefelsäure 300 g, konz. Salpetersäure 150 g, konz. Salzsäure 100 g je 100 ml	Im sauren Bereich farblos, neutral, gelblich, alkalisch gelb

Psyquil, s. Triflupromazin

Reserpin (Sedaraupin) Amp. 1 ml/0,25 mg	Hypertonie	1–2 Amp. i. v., i. m.	

Sab simplex, s. Silikone

Sedaraupin, s. Reserpin

Schlangengift-Serum Skorpion- und Giftspinnenserum Polyvalent und monovalent (Behring; Amp. 10 ml, Butantan Sao Paulo, Brazil)	Bißverletzung durch Giftschlangen, Giftspinnen und Skorpione	Europa 20 ml, Nordafrika, Zentralafrika, Vorderer und Mittlerer Orient, Kobra, Mamba je	Anaphylaktischer Schock (Pferdeserum!) vorher Hauttestung (intracutan od. Tränensackträufeln) verdünnt

Medikament	Indikation	Dosierung	Bemerkungen (Nebenwirkungen)
		20 ml Mittel- und Südamerika 40 ml i. v., in schweren Fällen 60 ml und mehr als Infusion oder im Notfall i. m./ i. v.	
Sirup Ipecacuanhae (Emeticum für Kinder) Rp. Extract. Fluid. Ipecac. DAB 7 42,0 Glycerini 60,0 Sirupus Sacchar. od. 600,0		Bis 18. Lebensmonat 10 ml, ältere Kinder 15 ml trinken lassen 1½ J. 15 ml 2 J. 20 ml 3 J. 30 ml trinken lassen	Blutdruckabfall. Vorher 150 ml Himbeersaft trinken lassen. Bei Nichterbrechen muß nach 30 min Magenspülung folgen
Silikone (Sab simplex [Parke-Davis], Kautabl. 40 mg, Tropfen)	Spülmittel Waschmittel Tenside	Kinder 2 Kaffeelöffel, Erw. 2 Eßlöffel schlucken lassen	Silikonentschäumer

Solu Decortin H., s. Cortison

Sulfactin, s. Dimercaprol, vgl. DMPS

Suxamethonium (Succinyl-Asta®, 1%: 1 ml = 10 mg, 2%: 1 ml = 20 mg usw.)	Strychnin, Glottiskrampf, Phosphorsäureester-Krämpfe	50 bis 100 mg je nach KG, später 2,5 mg/min im i. v. Dauertropf	Anschließend sofortige Intubation und künstliche Beatmung Antidot Physostigmin
Toluidinblau (10 ml 4%ige sterile Lösung, Köhler-Chemie)	Methämoglobinämie, Anilin	2 mg/kg (z. B. 3,5 ml bei Erwachsenen), Wiederholung möglich	Acidosetherapie, evtl. Beatmung, Zyanose nimmt durch Farbstoff zunächst zu

Toxogonin, s. Obidoximchlorid

Medikament	Indikation	Dosierung	Bemerkungen (Nebenwirkungen)
Triflupromazin (Psyquil, Heyden) Amp 10 mg/1 ml	Nahrungsmittel, Lösungsmittel	1 Amp in 500 ml NaCl i. v.	
Valium, s. Diazepam			
Vitamin K$_1$ (Konakion) (Roche) Amp. 1 mg	Blutung durch Cumarin, Rattengift	Laien: 1–2 Amp. trinken lassen Arzt: wiederholt langsam 1 Amp. i.v.	Wiederholungen bis Quick-Wert normalisiert
Xylocain, s. Lidocain			

N Notfalldepots für Sera, Plasmaderivate und Antidote

Die zuständigen Landesapothekerkammern haben in nachstehend aufgeführten Krankenhäusern Notfalldepots für Sera, Plasmaderivate und Antidote eingerichtet, die in dringenden Fällen dort abgeholt werden können.

Baden-Württemberg

6990 Bad Mergentheim, Chirurgisches Krankenhaus Labor, Wachbacher Straße 52, Tel.: (07931) 2021

6967 Buchen (Odw.), Kreiskrankenhaus Labor, Dr.-Konrad-Adenauer-Straße, Tel.: (06281) 1811

7800 Freiburg, Klinische Univ.-Anstalten Blutzentrale, Hugstetter Straße 55, Torbogen links, Tel.: (0761) 2013483

6900 Heidelberg, Klinische Univ.-Anstalten, Apotheke, Vosstraße 2, Tel.: (06221) 532221

7500 Karlsruhe, Städtische Krankenanstalten, Apotheke, Moltkestraße 14, Tel.: (0721) 5971, werktags 8–12.45 Uhr, 14–17.00 Uhr, samstags 8–13.00 Uhr, sonst. Anästhesieabteilung, Tel.: (0721) 597366

7750 Konstanz, Städtische Krankenanstalten Abt. f. Anästhesie und Wiederbelebung. Mainaustraße 33, Tel.: (07531) 8011/346

7630 Lahr/Schwarzwald, Krankenhaus, Chir. Abt. Klosterstr. 19, Tel.: 07821/23024

7600 Offenburg, Städtisches Krankenhaus, Chirurgische Ambulanz, Ebertplatz 12, Tel.: (0781) 8021 bei Tag: App. 256, bei Nacht: App. 264

7980 Ravensburg, St.-Elisabethen-Krankenhaus, Innere Abteilung, Elisabethenstraße 15, Tel.: (0751) 871

7170 Schwäbisch Hall, Evang. Diakonissenanstalt (Pforte), Heilbronner Straße 100, Tel.: (0791) 7531

7000 Stuttgart, Katharinenhospital, Anästhesieabteilung, Kriegsbergstraße 60, Tel.: (0711) 2034/320/370

7900 Ulm (Donau), Städtische Krankenanstalten, Zentrum für Innere Medizin, Station 2 Ost, Steinhövelstraße 9 (Safranberg), Tel.: (0731) 1791

7730 Villingen, Städtisches Krankenhaus, Apotheke, Vöhrenbacher Straße 23, Tel.: (07721) 891 Apotheke 89215

Bayern

8800 Ansbach, Städtisches Krankenhaus, Feuchtwanger Straße 28. Eingang Crailsheimer Straße, Tel.: (0981) 8101/288

8900 Augsburg, Apotheke des Krankenhaus-Zweckverbandes (Hauptkrankenhaus), Henisivstr. 1, Tel.: (0821) 324722, Ausk. über Bereitschaftsdienst (0821) 324432, 324430

8580 Bayreuth, Städtisches Krankenhaus, Chirurgische Ambulanz, Kulmbacher Straße 23, Tel.: (0921) 841

8360 Deggendorf, Städtisches Krankenhaus, Chirurgische Abteilung, Krankenhausstraße 3, Tel.: (0991) 733

8960 Kempten, Stadtkrankenhaus, Robert-Weixler-Straße 50, Tel.: (0831) 25584 (Pförtner)

8000 München, Chirurgische Universitätsklinik, Blutbank, Eingang Nußbaumstraße 20, Tel.: (089) 539911/666 (tags), /466 (nachts). Klinikum rechts der Isar der Technischen Universität, Ismaninger-Straße 22, Einfahrt Trogerstraße/Nothilfe, Tel.: (089) 4140 2090–91 (Durchwahl)

8500 Nürnberg, Städtische Krankenanstalten, Aufnahmearzt, Flurstraße 17, Tel.: (0911) 3981

8400 Regensburg, Krankenh. d. Barmherzigen Brüder, Arzneimittel-Ausgabe, Prüfeninger Straße 86, Tel.: (0941) 21021

8720 Schweinfurt, Städtisches Krankenhaus, Chirurgie-Operationssaal, Robert-Koch-Straße 1, Tel.: (09721) 521
8220 Traunstein, Stadtkrankenhaus, Apotheke, Kuno-Niggl-Straße, Tel.: (0861) 4424–4426

Berlin

Klinikum Westend der FU Berlin, Reanimationszentrum (Station 15), 1000 Berlin 19, Spandauer Damm 130, Tel.: (030) 30351 (Zentrale). Städtisches Krankenh. am Urban, Aufnahme/1. Hilfe, 1000 Berlin 61, Dieffenbachstraße 1, Tel.: (030) 6971

Bremen

2800 Bremen, Städtische Krankenanstalten, Zentral-Krankenhaus, St.-Jürgen-Straße/Unfall-Aufnahme, Tel.: (0421) 4492 5312

Hessen

6100 Darmstadt, Städtische Kliniken, Grafenstr. 9, Med. Klinik/Stat. 2, Zimmer 209, Untersuchungsraum, Tel.: (06151) 197218
6000 Frankfurt, Zentrum der Inneren Medizin, Theodor-Stern-Kai 7, Haus 33, Stat. 69, Tel.: (0611) 6301 5108
6400 Fulda, Herz-Jesu-Krankenhaus, Ärztlicher Dienst, Buttlarstraße 74, Tel.: (0661) 151
6300 Gießen, Medizinische Universitätsklinik, Klinikstraße 32b, Intensivstation, Tel.: (0641) 7024235
3500 Kassel, Stadtkrankenhaus, Monchebergstraße 41–43, Blutspendezentrale, Tel.: (0561) 8032490

Niedersachsen

3300 Braunschweig, Städtisches Krankenhaus, Operations-Abteilung, Holwedestraße 16, Tel.: (0531) 55033
2970 Emden, Städtisches Krankenhaus, Apotheke, Bolardusstraße 20, Tel.: (04921) 42081
3400 Göttingen, Medizinische Universitätsklinik, Poliklinik, Humboldtallee 1, Tel.: (0551) 396310/11
3000 Hannover, Krankenhaus Oststadt, Chirurgische Ambulanz, Podbielskistraße 380, Tel.: (0511) 64611

3140 Lüneburg, Städtisches Krankenhaus, Apotheke, Bögelstraße 1, Tel.: (04131) 44094

4500 Osnabrück, Städtische Krankenanstalten, Unfallstelle, Natruper-Tor-Wall 1, Tel.: (0541) 323/3112

2160 Stade, Städtisches Krankenhaus, Apotheke, Bremervörder Straße 111, Tel.: (04141) 131

Nordrhein-Westfalen

5100 Aachen, Klinische Anstalten der Rheinisch-Westfälischen Technischen Hochschule Aachen, Haus 12 — Ärztl. Untersuchungszimmer, Goethestraße 27/29, Tel.: (0241) 4011, Nebenanschluß 317 oder 318

5770 Arnsberg, Städtisches Krankenhaus, Marienhospital, Ärztlicher Bereitschaftsdienst, Nordring 37–41, Tel.: (02931) 1811–1815

4800 Bielefeld, Städtische Krankenanstalten, Serumbereitschaftsdienst, Oelmühlenstraße 26, Tel.: (0521) 515 12 70 tagsüber, 5151444 nachts u. feiertags (Ambulanz)

5300 Bonn, St.-Johannes-Hospital, Apotheke, Kölnstraße 54, Tel.: (02221) 632845

4600 Dortmund, Städtische Krankenanstalten, Beurhausstraße 40, Tel.: (0231) 5422 13 40–41

4000 Düsseldorf, Klinische Anstalten der Universität, I. Medizinische Klinik, Diensthabender Arzt, Moorenstraße 5, Tel.: (0211) 334444/2805

4300 Essen, Klinikum Gesamthochschule, Essen-Holsterhausen, Medizinische Klinik, Aufnahmestation (MA), Hufelandstraße 55, Tel.: (0201) 7991/2444

5270 Gummersbach, Krankenhaus GmbH, Oberberg Nord, Apotheke, Brückenstraße 54, Tel.: (02261) 811

5000 Köln, Städtisches Krankenhaus Merheim, Köln-Merheim, Chirurgische Klinik, Station 25, Ostmerheimer Straße 200, Tel.: (0221) 6791 Nebenstelle 459

4150 Krefeld, Städtische Krankenanstalten, Chirurgische Ambulanz, Lutherplatz 40, Tel.: (02151) 828 26 13 Nebenanschluß 2614

5880 Lüdenscheid, Städtisches Krankenhaus, Ambulanz, Serumbereitschaftsdienst, Philippstraße 2, Tel.: (02351) Durchwahl 151

4950 Minden, Zweckverband Stadt- und Kreiskrankenh., Serumbereitschaftsdienst, Bismarckstraße 6, Tel.: (0571) 8011

4400 Münster, Raphaelsklinik, Apotheke, Klosterstraße 75, Tel.: (0251) 40741–40747

4790 Paderborn, St.-Vincenz-Krankenhaus, Apotheke, Busdorf 4, Tel.: (05251) 2021 Durchwahl 202227

4350 Recklinghausen, Knappschaftskrankenhaus, Intensivstation, Westerholter Weg 82, Tel.: (02361) 25001/23767

5900 Siegen, St.-Marien-Krankenhaus, Intensivstation, Kampenstraße 51, Tel.: (0271) 55331

4230 Wesel, Evangelisches Krankenhaus, Apotheke, Schermbecker Landstraße 88, Tel.: (0281) 25061–64

5600 Wuppertal, Städt. Ferdinand-Sauerbruch-Krankenanstalten, Wuppertal-Elberfeld, Chirurgische Poliklinik, Ambulanz, Arrenberger Straße 20–56, Tel.: (02121) 394320

Rheinland-Pfalz

6750 Kaiserslautern, Städtisches Krankenhaus, Medizinische Ambulanz, Friedrich-Engels-Straße 25, Tel.: (0631) 853242, Diensthabender Arzt oder Oberarzt

5400 Koblenz-Moselweiß, Städtisches Krankenhaus Kemperhof, Entgiftungszentrale, Zimmer 125, Tel.: (0261) 46021/324

6500 Mainz, Transfusionszentrale der Universitätskliniken, Langenbeckstraße 1, Zimmer 136, Tel.: (06131) 192321

5500 Trier, Krankenh. d. Barmherzigen Brüder, Apotheke, Nordallee 1, Tel.: (0651) 41134

Saarland

6680 Neunkirchen, Städtisches Krankenhaus, Innere Abteilung, Ärztlicher Dienst, Brunnenstr. 20, Tel.: (06S21) 2091

6600 Saarbrücken, St.-Lukas-Apotheke, Saarbrücken-Burbach, Hochstraße 149, Tel.: (0681) 76132

Schleswig-Holstein

2390 Flensburg, St.-Franziskus-Hospital, Apotheke, Dorotheenstraße 36, Tel.: (0461) 8161

2240 Heide, Kreiskrankenh. Dithmarschen, Chirurgische Abteilung/Blutbank, Esmarchstraße 50, Tel.: (0481) 941

2300 Kiel, Städtisches Krankenhaus, Aufnahme, Metzstraße 55, Tel.: (0431) 51131
2400 Lübeck, Medizinische Akademie, Hygiene-Institut/Blutbank, Ratzeburger Allee 160, Tel.: (0451) 50011
2000 Hamburg, Universitätsklinik Eppendorf, Martinistr. 52, Tel.: (040) 4681

Mobile Gegengift-Depots

München

Giftnotruf München, Toxikol. Abt.
II. Med. Klinik rechts der Isar der TU
Tel.: (089) 41402211

Oberhausen

Städt. Feuerwehr, Mülheimerstr. 161
Tel.: (0208) 802018 oder Notruf (0208) 161

Vergiftungsbehandlung
Ärztliche Maßnahmen bei Vergifteten

Man muß dafür sorgen, daß der Vergiftete nicht an Erbrochenem ersticken kann. Es können sowohl flüssige als auch feste Teile oder auch Schaumblasen beim Erbrechen aspiriert werden. Hier kann eine richtige Lagerung des Vergifteten lebensrettend sein (Abb. 3, S. 46).
Mit einem Griff werden bei dem auf dem Rücken liegenden Bewußtlosen das vom Retter entfernt liegende Knie und der nahe liegende Arm zur Seite gezogen, wobei der Vergiftete auf die Seite zu liegen kommt. Der Hinterkopf wird möglichst weit in den Nacken geschoben und so der Hals nach hinten gestreckt (Abb. 3, S. 46). Gleichzeitig kann ein Gegenstand unter die Schulter gelegt werden, um diese Kopfhaltung aufrecht zu erhalten. Der Unterkiefer wird nach oben gezogen, damit der Zungengrund nach vorne kommt und die Luftröhre nicht verlegen kann. In dieser Haltung kann der Vergiftete erbrechen, ohne dabei Erbrochenes einzuatmen. Bewußtlosen Vergifteten darf nichts eingegeben, Erbrechen nicht ausgelöst werden.

1. Therapie eines Bewußtlosen, der erbrochen hat

Nach Reinigen der Luftwege von Erbrochenem ist die optimale Behandlung die sofortige Intubation. Blockierung durch die aufgeblasene Manschette und Absaugen des evtl. Aspirierten. Falls eine Intubation nicht möglich ist, muß der Vergiftete seitlich gelagert werden, mit tiefliegendem Kopf ein Guedel-Tubus eingelegt und bei Ateminsuffizienz wie auf S. 48 verfahren werden.

Bewußtlose Vergiftete

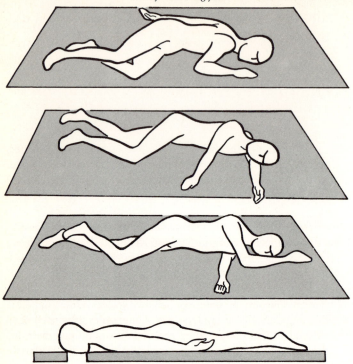

Abb. 3. Vergifteten in stabile Seitenlage bringen oder auf den Bauch legen mit der Möglichkeit des Erbrechens

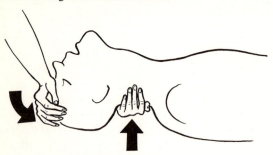

Abb. 4. Hinterkopf möglichst weit nach hinten, zusammengerollte Decke unter den Nacken legen

2. (Reiz-)Gasvergiftung

Den Vergifteten sofort unter Beachtung des Selbstschutzes (Sicherungen herausdrehen, Fenster öffnen, Brand- und Atemschutzkleidung) aus der Giftatmosphäre entfernen. Frischluft zuführen, evtl. benetzte Kleidung entfernen. Bei Blausäure und Fluorvergiftung sofort Antidottherapie. Bei Reizgasen zur Prophylaxe eines Lungenödems sofort Auxiloson-Dosier-Aerosol einatmen lassen (5 Hübe alle 10 min).

3. Indikation zur Beatmung

Falls der Vergiftete zyanotisch ist, nicht oder zu wenig atmet, aber eine Herztätigkeit nachzuweisen ist, muß sofort mit einer künstlichen Beatmung begonnen werden. Falls kein Beatmungsbeutel vorhanden ist eine Mund-zu-Mund-Beatmung durchzuführen bzw. bei Kindern eine Mund-zu-Mund- und -Nasen-Beatmung. Bei Giften, die zur Methämoglobinbildung führen (s. S. 54), ist eine künstliche Beatmung auch nützlich.

4. Mund-zu-Mund-Beatmung

Bei dem auf dem Rücken liegenden Vergifteten wird mit beiden Händen der Kiefer rücklings nach oben gezogen, der Kopf im Nakken möglichst weit nach hinten gebeugt (Abb. 4, S. 46), ein Taschentuch über den Mund gelegt, die Nase zugehalten und nach einem tiefen Atemzug des Retters sowie Aufpressen seines Mundes auf den des Vergifteten seine Ausatmungsluft voll dem Vergifteten eingeblasen. Der Retter holt nun erneut Luft und vermeidet einen Kontakt mit der Ausatmungsluft des Vergifteten (Abb. 5, S. 48). Den Erfolg der Beatmung sieht man daran, daß sich der Brustkorb des Vergifteten beim Einatmen hebt und beim Ausatmen senkt.

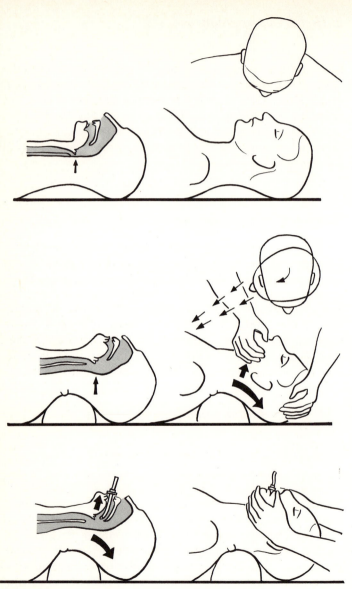

Abb. 5. Richtige Lagerung und Beatmung eines Vergifteten

5. Beatmung von Kindern

Kinder werden wegen der geringen Gesichtsgröße am besten Mund-zu-Mund und -Nase beatmet. Der Helfer umschließt dabei mit seinen Lippen dicht Nase und Mund des Kindes und bläst seine Ausatmungsluft dem Kind durch beide Öffnungen gleichzeitig ein.

6. Kontraindikation zur Mund-zu-Mund- oder Mund-zu-Mund- und -Nase-Beatmung

Bei einigen hochgiftigen Stoffen (E 605, Blausäure, Paraquat usw.), die durch die Ausatmungsluft übertragen werden oder in Spuren auch für den Retter gefährlich sein können, sollte möglichst mit dem Atembeutel beatmet werden. Die Beatmung mit dem Atembeutel ist zudem die hygienischste, sicherste und am leichtesten durchzuführende Beatmungsmethode. Falls kein Atembeutel vorhanden ist, sollte wenigstens mit Guedel-Tubus (Abb. 6 unten, S. 51) beatmet werden. Dabei sollte der Retter jeden Kontakt mit dem Gift vermeiden (z. B. Ausatmungsluft bei giftigen Gasen, Berührung mit E 605 oder ähnlichen Giften).

7. Durchführung der Atembeutel-Beatmung

Das dreieckige Mundstück wird hierbei mit der Spitze nach oben auf Mund und Nase gesetzt, der Unterkiefer mit derselben Hand nach oben gezogen und mit der anderen Hand der Beutel etwa bis zur Hälfte zusammengedrückt. Am Ende des Beutels kann eine Sauerstoffleitung angeschlossen werden, falls mit sauerstoff-angereicherter Luft beatmet werden soll. In Giftatmosphäre muß vor den Atembeutel ein Maskenfilter gesteckt werden.

8. Frequenz der Beatmung

Die Atmung wird etwa 15–20mal/min wiederholt (bei Kindern etwa 30mal/min); bei gleichzeitiger Herzmassage zumindest 2 Atemstöße/min (s. S. 59).

9. Erfolg der Beatmung

Beim Einblasen der Luft hebt sich der Brustkorb und senkt sich selbsttätig beim Ausatmen. Bei falscher Beatmung füllt sich die Magenblase und die Magengegend wird immer stärker aufgebläht.

10. Guedel-Tubus

Nach Aspiration eines Bewußtlosen, diesen sofort in stabile Seitenlage bringen (Abb. 46) und den Mund mit einem mit einem Taschentuch umwickelten Finger von Erbrochenem säubern. Bis zum Eintreffen des Arztes oder des Krankenwagens muß der bewußtlose Vergiftete in Seitenlage verbleiben; auch während des Transports in die Klinik muß diese Lage beibehalten werden, denn nur so kann ein Ersticken verhindert werden.
Falls vorhanden, sollte ein Guedel-Tubus in den Mund geschoben werden, damit der zurückgefallene Zungengrund nicht die Atemwege verlegen kann (Abb. 6). Beim Einlegen zeigt der Bogen des Tubus zunächst auf den oberen Gaumenbogen; er wird bei Erreichen des Zäpfchens gedreht, so daß er sich der Zunge anlegt. Der Tubus sollte vorher angefeuchtet und nach Einsetzen mit einem Leukoplaststreifen entlang den Lippen befestigt werden.

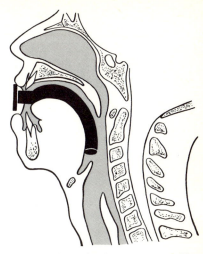

Abb. 6. Lage des Guedel-Tubus, um das Verlegen der Atemwege zu verhindern

11. Intubation

Jeder Bewußtlose sollte bei Atemstillstand, bei Gefahr des Erbrechens und zur Vorbereitung einer Magenspülung intubiert werden (Abb. 7). Die orale Intubation unter Sicht des Auges wird mit dem Larynxspatel durchgeführt, der im Handgriff eine Batterie besitzt und über eine endständige Beleuchtung am Spatel verfügt. Da es darauf ankommt, nicht nur den Kehlkopfeingang mit den Aryknorpeln, sondern das Kehlkopfinnere mit dem Stimmbanddreieck zu übersehen, ist die Haltung des Patienten während der Intubation von entscheidender Bedeutung. Die Intubation gelingt am leichtesten, wenn man die Achse des Rumpfes, des Halses und des Kopfes in eine Bajonettstellung bringt, so etwa, wie wenn jemand den Kopf nach vorne schiebt (s. S. 52). Hierbei bleibt die Muskulatur der Halspartie relativ entspannt und die Spatelspitze vermag dann nach Umgreifen der Epiglottis diese mit dem Zungengrund leicht so weit nach vorne am liegenden Patienten anzuheben, daß der Blick auf das Dreieck

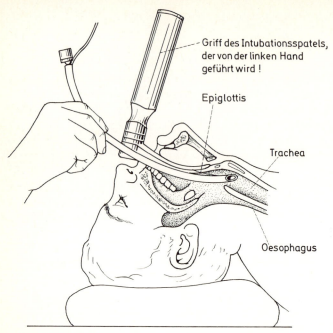

Abb. 7. Orotracheale Intubation unter direkter Laryngoskopie

der Stimmritze frei wird. Jede Gewaltanwendung ist hierbei verboten; es ist besonders darauf zu achten, daß die Spatelspitze die Epiglottis nicht gewaltsam umknickt.

Zum Einführen des Spatels ist es notwendig, die Zunge nach der Seite zu ziehen, so daß der Blick durch die Spatelrundung zunächst auf das Gaumenzäpfchen, dann die Pharynxhinterwand, dann die Epiglottis und schließlich den Kehlkopfeingang mit den Aryknorpeln freibleibt.

Das Einschieben des Tubus erfolgt stets von der offenen Seite des Larynxspatels her, nachdem man das Offenhalten des Mundes durch einen Mundkeil gesichert hat, damit der Patient den Tubus nicht zubeißt und die Atmung sperrt. Das Einschieben des etwas angefeuchteten Tubus erfolgt vorsichtig während der Inspiration bei geöffneten Stimmlippen oder bei Atemstillstand, so daß diese nicht verletzt werden. Hat die Spitze des Tubus die Stimmlippen passiert, wird der Tubus nach vorne gedreht, mit einem Ansatzstück versehen, an der Wange zuverlässig fixiert und der Larynxspatel entfernt. Beim Einschieben des gekrümmten Tubus können Schwierigkeiten dadurch entstehen, daß der Tubus in fehlerhafter Haltung des Kopfes sich entweder hinter der Epiglottis fängt oder daß er durch zu starke Vorneigung des Kopfes in die Speiseröhre gerät. Durch Korrektur der Kopfhaltung läßt sich das ausgleichen. Der richtige Sitz eines Tubus ist am natürlichen oder künstlich erzeugten Atemgeräusch zu kontrollieren. In manchen Fällen ist es erforderlich, den Tubus mit einem sog. Mandrin oder Einführer einzuführen. Weitere erforderliche Hilfsmittel zur Intubation sind eine passende Spritze, um den Ballon mit Luft aufzublasen, eine Kornzange, um das Zuführungsschläuchlein zum Ballon abzuklemmen sowie eine Mullbinde und Leukoplast, um den Tubus zu fixieren.

12. Medikamentöse Therapie des Atemstillstandes

Falls eine Beatmung mit dem Atembeutel nicht möglich ist (Massenvergiftung), ist zur Überbrückung der Zeit bis zum möglichen Beatmen die Gabe eines zentralen Analeptikums angezeigt. Nur in solchen Fällen soll man Analeptika, wie z. B. Micoren (1,5 ml) oder Vandid (100 mg) i. v. oder i. m. injizieren. Bei extremer Miosis besteht Verdacht auf eine Opiatvergiftung oder Alkylphosphatvergiftung (E 605). Nach Ausschluß einer Alkylphosphatvergiftung (Hypersalivation, Miosis, Bradykardie) kann ein Atemstillstand nach einer Opiatvergiftung mit dem Antidot Lorfan (1–2 mg [= ml] i. v.; Wiederholung etwa nach 20 min) kurzfristig behoben werden.
Künstliche Beatmung ist zur Behandlung eines Atemstillstandes in jedem Falle besser als die Gabe von Analeptika oder Opiat-Antagonisten.

13. Methämoglobinämie

Bei Zyanose, trotz ausreichender Atmung und fehlender Schocksymptomatik, kann eine Methämoglobinämie vorliegen
Sie tritt auf nach Vergiftungen durch:
Aniline, Aminophenole (4-DMAP), Nitrate, Nitrite, Chlorate sowie: Benzidin, Bariumbromat, Chlorpikrin B, Chlorbenzol, Dekalin (cis, trans), Dinitrobenzol, 2,4-Dinitrochlorbenzol, 2,4-Dinitrotoluol, Hydrochinon, Hydroxylamin, Kaliumbromat, Kaliumhypochlorid, Natriumchlorid, Natriumhypochlorid, Nitroäthan, Nitrobenzol, Nitromethan, 4-Nitrophenol, 1-Nitropropan, Nitrosegase, Nitrotoluole, Natriumbromat, Nitrochlorbenzole, Phenol, Phenylhydrazin, Phosphortrisulfid, p-Phenylendiamin, Resorzin, Salpetersäure, Stickstoffdioxyd, Tetranitromethan, o-Toluidin (m-, p-), o-Tolidin, Xylidine, Zinkphosphid.
Zur Sauerstoffbeatmung sollte hier rasch ein Reduktionsmittel gegeben werden. Am besten ist Toluidinblau (2 mg/kg KG der 4% Lösung, z. B. 5 ml i. v.), notfalls kann zunächst auch Methylenblau injiziert werden.

14. Schockprophylaxe

Da bei jeder Vergiftung ein Vergiftungsschock zu erwarten ist, der evtl. therapieresistent und tödlich sein kann, sollte auch zunächst bei kreislaufstabilen Vergifteten eine Schockprophylaxe betrieben wer-

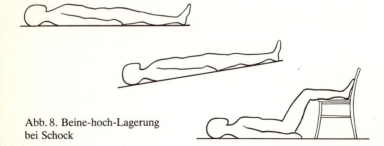

Abb. 8. Beine-hoch-Lagerung bei Schock

den. Der Patient und seine Umgebung (Familienangehörige, Arbeitskollegen) müssen beruhigt werden. Auch ein anscheinend Gesunder wird auf einer warmen Unterlage flach gelagert und warm zugedeckt. Falls der Patient bei Bewußtsein ist, kann man ihn warmen schwarzen Tee oder Kaffee trinken lassen, um den Kreislauf anzuregen.

15. Schocktherapie

Wenn der Vergiftete eine Tachypnoe, einen fadenförmigen schnellen Puls (über 100 Schläge pro min), einen Blutdruckabfall (unter 100 mm Hg) sowie aschgraue, kalte Extremitäten hat, liegt ein Schock vor. Der Vergiftungsschock ist meistens ein Volumenmangelschock, deshalb muß hier so schnell wie möglich Plasma (Humanalbumin, Seretin, Biseko) oder ein Plasmaersatzpräparat infundiert werden. Am besten geeignet ist ein Gelatinepräparat (z. B. Neo-Plasmagel), nur bei schwersten Schockzuständen soll initial ein Dextran (z. B. Rheo-Macrodex) infundiert werden. Periphere Kreislaufmittel (Akrinor, Effortil, Novadral) sind kontraindiziert, da hierdurch die Zentralisation weiter gefördert und die Nierenfunktion gedrosselt wird. Falls kein Plasmaexpander zur Verfügung steht, muß durch geeignete Lagerung das zentrale Blutvolumen erhöht werden (Beinhochlagerung wie Abb. 8, S. 54).
Bei dem flach gelagerten Patienten die Beine hoch legen (umgekippte Stuhllehne darunter, Kopf tief Abb. 8 unten). Bewußtlose Patienten im Schock müssen, wie in Abb. 3, S. 46 angegeben, seitlich gelagert werden (stabile Seitenlage), damit nicht Erbrochenes in die Luftröhre gelangen kann.

16. Azidosetherapie

Bei jedem Schock tritt eine Azidose durch mangelhafte Kohlensäureabatmung über die Lunge und unzureichende Nierenfunktion auf, die durch sofortige Bikarbonatgaben (z. B. 250 ml 8,4% Natriumbikarbonat i. v.) ausgeglichen werden sollte.

17. Notarztversorgung eines Vergifteten

Zur Regelversorgung eines Vergifteten im Notarztwagen vor dem Transport gehören:
- Intubation wenn möglich immer (keine vorherige Muskelrelaxantien) durchführen
- Anlegen eines (zentralen) venösen Zugangs und Infusion von 250 ml 8,4%iger Natriumbikarbonatlösung und von Plasma oder eines Plasmaersatzpräparates (Gelatine, z. B. Neo-Plasmagel) außer bei Reizgasvergiftungen
- Magenspülung bei schnell resorbierbaren Giften wie Zyanide, Alkylphosphate (E 605), Tabak.

Alle Asservate sowie evtl. Abschiedsbrief mitnehmen, Klinik per Funk von Rettungsleitstelle aus verständigen. Bei längerem Transport (Anfahrt) per Funk Auskunft von der nächsten Giftinformationszentrale.

18. Herzdruckmassage

Indikation (Herzstillstand)

- Fehlender Karotiden-, Femoralispuls
- Fehlende Herztöne
- Weite reaktionslose Pupillen
- Blässe
- Atemstillstand

Durchführung

Bei einem Patienten, dessen Tod plötzlich und unerwartet eintritt, wird stets eine Wiederbelebung mit Herzdruckmassage versucht. Der Retter legt dem auf einer harten Unterlage (Fußboden, Brett) auf dem Rücken liegenden Bewußtlosen einen Handballen auf das untere Drittel des Brustbeins (Abb. 9 a–c, S. 58; Abb. 10, S. 59), die andere Hand darauf und drückt so mit beiden Händen das Brustbein etwa 3–5 cm in Richtung auf die Wirbelsäule. Beim Erwachsenen werden die ersten 10 Massagestöße mit einer Frequenz ausgeübt, die etwa 100 pro min entsprechen würden, anschließend geht man auf etwa 60–80 Massagestöße pro min über (Abb. 11, S. 60).

19. Wie geschieht die äußere Herzdruckmassage beim Kind?

Bei Kleinkindern wird nur mit einem Handballen auf das untere Brustbeindrittel gedrückt. Beim Säugling wird mit dem Daumen und den Spitzen des 2. und 3. Fingers der mittlere Brustabschnitt 2–3 cm niedergedrückt. Beim Säugling würde ein Druck auf den unteren Brustbeinabschnitt zu Verletzungen der darunterliegenden Leber führen. Für Kleinkinder werden 80–100 Massagestöße pro min, für Säuglinge 90–102 pro min empfohlen.

20. Beatmung bei Herzmassage

Da mit einer Frequenz von 60–80/min massiert wird und mit einer Frequenz von 15–20/min beatmet werden soll, ergibt sich ein Rhythmus von 4:1, d. h. nach jeweils 4 Herzmassagestößen wird 1mal beatmet. Ist der Helfer allein, sollte er nach jeweils ca. 15 Herzmassagestößen 2 Atemspenden verabreichen (Abb. 9, S. 58). Diese Zusammenfassung der Herzmassage bzw. Beatmung zu größeren Perioden ist notwendig wegen des Zeitverlustes, der beim Wechsel der Handgriffe zwischen Beatmung und Massagen entsteht.

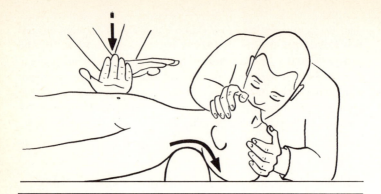

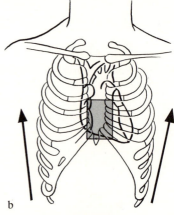

Abb. 9. (a) Lage der Handballen auf dem unteren Brustbeindrittel. (b) Schraffiertes Areal zeigt den Auflagenbereich der Handballen. (c) Querschnitt und Längsschnitt, um beim Pressen die anatomischen Beziehungen zu zeigen (1 Aorta, 2 linker Vorhof, 3 rechter Vorhof, 4 rechte Kammer, 5 linke Kammer)

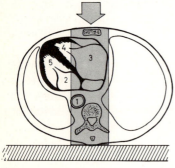

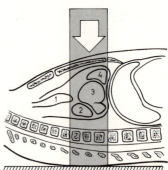

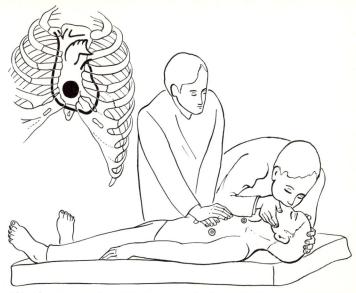

Abb. 10. Atemspende und Herzmassage durch *zwei* Helfer, wobei ein Helfer beatmet und der zweite die Herzmassage durchführt

21. Fortsetzung der Herzmassage

Die Herzmassage muß so lange fortgesetzt werden, bis bei dem Vergifteten das Pulsieren der Schlagader am Handgelenk oder seitlich am Hals oder in der Schenkelbeuge wieder sichtbar oder tastbar ist.
Es tritt dann wieder eine Hautrötung auf, die vorher weiten und starren Pupillen werden wieder enger, und es können wieder spontane Atembewegungen einsetzen. Bei richtiger Durchführung kann die Wiederbelebung noch nach stundenlangen Bemühungen erfolgreich sein, vorausgesetzt, die Maßnahmen setzten unmittelbar nach dem Herzstillstand ein. Daher darf man auch nicht zu früh aufgeben.

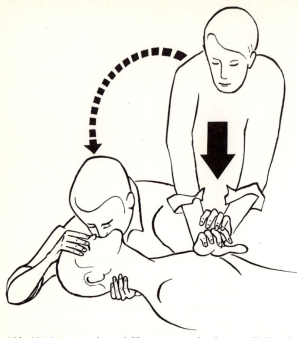

Abb. 11. Atemspende und Herzmassage durch *einen* Helfer. Lagerung des Kopfes wie in Abb. 5 (s. S. 48) beschrieben

22. Medikamentöse Therapie von Herzrhythmusstörungen

Bei Giften, die Kammerflimmern verursachen können, ist eine prophylaktische bzw. schon therapeutische Gabe von Lidocain (Xylocain, Prophylaxe 1 Amp. = 100 mg i. m., Therapie 1 Amp. i. v.) angezeigt.
Bei Bradykardie kann Atropin und/oder Alupent (s. Gegengifte) eingesetzt werden.

23. Therapie bei Komplikationen

Krämpfe. Bei fast allen Vergiftungen können Krämpfe ausgelöst werden. Hier empfiehlt sich sofortige Injektion einer Ampulle Valium i. v.

Lungenödem. Bei vielen Giften kommt es sofort oder später zu einem toxischen Lungenödem. Das Lungenödem wird behandelt durch
a) Steigerung der Diurese mittels Furosemid (2 Ampullen Lasix i. v.),
b) Digitalisierung mittels Strophantin ($^1/_4$ mg Kombetin i. v.) oder Digoxin (1 Amp. Novodigal i. v.),
c) Cortison (80–250 mg Urbason oder Solu-Decortin-H i. v.),
d) Sedierung (Valium oder Dolantin S),
e) Zufuhr von Frischluft oder Sauerstoff,
f) Sab simplex inhalieren (Verdünnung 1:10), um Schaumbildung zu verhindern.

Herzinsuffizienz. Ältere Patienten vorsichtig digitalisieren, da nach Bewußtlosigkeit durch die Azidose eine Hyperkalzämie bei einer Hypokaliämie und damit eine erhöhte Digitalisempfindlichkeit bestehen kann.

Bradykardie. Injektionen von Atropin oder Alupent, bei Bedarf wiederholen.

Tachykardie. Isoptin i. v. (senkt Blutdruck!), Visken i. v.

Extrasystolie. Isoptin (Vorhof-Extrasystolen) oder Xylocain (Kammer-Extrasystolen) i. v.

Hypertonie. Catapresan oder Sedaraupin i. v.

24. Drogenauskunft

Zweckmäßigerweise eruiert man folgende 10 Kriterien, die für eine Vergiftungsbehandlung bedeutungsvoll sind (nach v. Clarmann):
 1. Art des Giftes
 2. Menge des Giftes
 3. Eintrittspforte (Atemwege, Haut, Mund, Venen, Rektum)

4. Dauer der Einwirkung des Giftes
5. Resorptionsgrad bzw. Konzentration des Giftes am Wirkungsort
6. Grund und Begleitkrankheiten des Vergifteten (Asthma, Allergie, Herzinsuffizienz)
7. Paratoxische Situation, für den Ablauf wesentliche Begleitumstände (Erfrieren, Alkoholvergiftung, falsche Laientherapie)
8. Gesamtzahl der Vergifteten (Massenvergiftung)
9. Ursache (Unfall, Mord, Selbstmord, vorsätzliche Giftbeimengung)
10. Kenntnis des Täters bzw. Verursachers.

25. Fragen an den Anrufer

Zweckmäßigerweise erfragt man nach den **7 goldenen W** der Kriminalistik die näheren Umstände der Vergiftung (a-e-i-o-u)

Wann   Hierbei ist mit kurzen Worten der wahrscheinliche Zeitpunkt der Giftaufnahme zu erfragen.

Was   Hierbei ist das wahrscheinliche Gift zu erfragen, denn immerhin sind etwa 60% der zuerst angegebenen Gifte später als alleinige und 25% als teilweise Giftursache identifiziert worden. Wurde vorher Alkohol getrunken? (Potenzierung).

Wer   Hierbei sind die Personalien und insbesondere das Alter des Vergifteten aufzunehmen, da aus diesen Angaben, z. B. Kind oder Erwachsener, Rückschlüsse auf eine evtl. tödliche Giftmenge gezogen werden können.

Wie   Hierbei muß nach den näheren Umständen der Vergiftung gefragt werden, z. B. Gift geschluckt, gespritzt, eingeatmet, Aufnahme durch die Haut.

Wieviel   Hierbei sollte durch Befragen nach evtl. Verpackungsresten, ausströmenden Gasen oder ausgeflossenen Flüssigkeitsmengen bzw. nach evtl. Erbrechen die aufgenommene Giftdosis ermittelt werden können.

Wo   Hierbei ist der Vergiftungsort, insbesondere die momen-

	tane Anschrift zu erfahren, um den Vergifteten auffinden zu können.
Warum	Hierbei sind die Motive der Vergiftung zu erfragen, wie z. B. Selbstmord, gewerbliche Vergiftung oder eine versehentliche Vergiftung.

Alle diese Angaben müssen selbstverständlich notiert werden; sie sind wesentlich für die Planung der Therapie.

26. Telefonische Anweisungen

Nach Rettung aus dem Giftmilieu muß man unter Beachtung des Selbstschutzes den bewußtlosen Vergifteten sofort richtig lagern und bei Vergifteten ohne Bewußtseinsverlust sofort Erbrechen auslösen, falls die Vergiftung durch den Mund erfolgte. Nicht bei Waschmitteln! Auch nicht bei Laugen und Säuren! Hier sofortige Verdünnung mit Wasser. Außerdem müßten Hinweise zur Freihaltung der Atemwege und zur Schockprophylaxe gegeben werden. Nach einer Vergiftung bei Kleinkindern auf dem Mundwege sollte das Erbrechen mittels Ipecacuanha-Sirup empfohlen werden (Ausnahme Waschmittel, Seife, Säuren und Laugen sowie Lösungsmittel). Alle durch den Laien möglichen Maßnahmen bei Verdacht auf eine Vergiftung sollten bis zum Eintreffen des Arztes am Vergiftungsort eingeleitet bzw. durchgeführt werden. Bei zu großer Entfernung zum Arzt und bei besonders schnell wirkenden Giften sollte der Transport ins Krankenhaus veranlaßt werden (Erbrechen lassen wie in Abb. 12, S. 67).

27. Asservierung

Zum Giftnachweis benötigt werden:
1. Aufgefundene Giftproben (Pflanzen, Tablettenreste, Verpackungen, Luftprobe, Wasserprobe)

2. Magenspülwasser (30 ml der ersten Spülportion): zum qualitativen Schnellnachweis von Schlafmitteln. Eilverfahren
3. Venenblut: zum quantitativen Giftnachweis (Dialyse!) von Schlafmitteln und anderen Giften (Kohlenmonoxyd)
4. Urin: (100 ml) für Schnellnachweise und zum Nachweis und Ausschluß anderer Gifte
5. Ausatemluft oder Luftprobe in Plastiktüte zur chromometrischen Gasanalyse

Der zuständige Giftnotruf (J, S. 15 ff.) berät über die geeignetste Art der Asservierung.

28. Schnellnachweise

1. In der Ausatemluft können folgende Drägersche-Spürröhrchen zum qualitativen oder quantitativen Giftnachweis (chromometrische Gasanalyse) eingesetzt werden (10 Hübe vor Mund oder Nase)

Azeton 100/b	Kohlenwasserstoff 0,1	Trichloräthan 50/b
Alcotest	Kohlenwasserstoff 2	Trichloräthylen 10/a
Phosgen	Methylbromid 5/b	
Atem-CO-Prüfung 10a	Schwefelkohlenstoff 0,04	N-Lost
	Schwefelwasserstoff 1/c	S-Lost
Benzol 0,05	Systox 1/a	Arsen-Lewisit
Blausäure 2/a	Tetrachlorkohlenstoff 10/b	
Tabun-Sarin	Toluol 5/a	
Formaldehyd 0,002	Triäthylamin 5/a	

2. Im Urin (Magenspülwasser, Serum) können u. a. folgende Schnellteste durchgeführt werden:
   a) *Indikation:* Phenothiazin und Imipraminabbauprodukte (Chlorpromazin, Promazin, Pecazin, Thioridazin)
   Methode: Forrest
   Asservat: Urin
   Nachweisgrenze: 2,5 µg/ml Metaboliten (Vergiftungsbereich)
   Reagenz: 2 ml 5%ige Eisen-III-Chloridlösung
   98 ml 30%ige Schwefelsäure
   Durchführung: ca. 1 ml Reagenz und ca. 1 ml Urin mischen und Farbton sofort (innerhalb 20 sec) ablesen.
   Ergebnis: bräunlich negativ; orange, tiefrot-violett, blau-violett positiv.

Störfaktoren (falsch positiv): Salizylsäure (vorher Salizylattest) Gravidität, Östrogenintoxikation, Leberleiden, Phenylketonurie.

b) Schnellnachweis für HCN im Blut: einige ml Blut in Becherglas, Säure (Schwefel-, Salzsäure) dazu, schütteln, entweichendes HCN mit Drägerschem Spürröhrchen nachweisen.

c) *Indikation:* Salizylate
Methode: Johnson
Reagenz: Phenistix-Teststreifen
Durchführung: kurz in Urin oder hämolysefreies Serum Magenspülwasser eintauchen. Nach ca. 30 sec ablesen.
Ergebnis: Aminoantipyrin — violett
o-Nitrophenol, J N H, Pyrogallol — grau
N A P A P — violettbraun
Phenol — hellbraun

d) *Indikation:* Barbiturate
Methode: Curry
Reagenz: Phosphatpuffer (0,62 g Na_2HPO_4 · $3H_2O$ und 0,63 g KH_2 in 100 ml H_2O gelöst, pH 6,95)
Quecksilberreagenz (0,5 g $HgCl_2$ in 50 ml aqua bidest. + 3 Tropfen konz. Salpetersäure; davon 1 ml in 50 ml aqua bidest. + 0,42 g $NaHCO_3$ mischen),
Dithizonlösung (14,5 mg Dithizon im 100 ml Chloroform, außen schwarzlackierte Vorratsflasche).
Durchführung: In ein 25 ml Becherglas wird Chloroform eingefüllt und mit einer nach oben gebogenen Saugapparatur (Langrohr an Wasserstrahlpumpe) auf 10 ml reduziert, 2,5 ml Phosphatpuffer und 2 ml Serum oder Urin zugeben; 3 min rühren (Magnetrührer), dann mit Wasser auffüllen, rühren und dann wäßrige Phase mit Saugapparatur absaugen; 1 mal wiederholen.
Quecksilberreagenz hinzugeben, 2 min rühren; 2–3mal mit H_2O waschen; 1 ml Dithizon mit Einmalpipette unterschichten.
Ergebnis: Farbumschlag: grün: negativ
orangegelb-rosa: positiv
Störfaktoren (falsch positiv): Hydantoinderivate
Gluthetimid
Methylprylon

e) *Indikation:* Cholinesterasehemmer (= Alkylphosphate = Phosphorsäureester)
Methode: Merckognost-Cholinesterase
Reagenz: imprägniertes Reagenzpapier
Durchführung: 1 Tropfen (0,04–0,08 ml) Serum oder Plasma bei Raumtemperatur auf Reagenzpapier zwischen zwei Objektträger legen; sofort und nach 6 min ablesen. Differenz: Cholinesteraseaktivität.

f) Schnellnachweis für fast alle Gifte in den dafür eingerichteten Instituten mittels Hochdruck-Flüssigkeits-Chromatographie.

29. Entfernung von Gift vom Auge

Mehrere Minuten ektropiniert mit reinem Leitungswasser bzw. mit physiologischer Kochsalzlösung spülen. Keine neutralisierenden Zusätze verwenden. Die Spülung kann unter dem Wasserhahn oder mit einer größeren Injektionsspritze (ohne Kanüle) erfolgen. Bei fettlöslichen Stoffen kann mit sterilem Paraffinöl gespült werden.
Kalkpartikelchen müssen mit einem Tupfer nach Ektropinierung nasenwärts entfernt werden. Bei Schmerzen können Novesin oder Augentropfen eingetropft werden; anschließend zur Pufferung bei Säuren oder Laugenvergiftung Isegutt-Tropfen. In jedem Fall zum Augenarzt überweisen!

30. Entfernung von Gift von der Haut

Sofort unter eine kalte Dusche (Vollbad) gehen und darunter giftbenetzte Kleidung sofort ausziehen; die vergifteten Hautstellen gründlich unter fließendem Wasser mit Seife oder besser noch mit Lutrol E 400 abwaschen. Nicht bürsten und die Haut nicht durch kräftiges Reiben verletzen. Lösungsmittel, fettlösliche Stoffe oder Schwermetalle mit Lutrol E 400 und anschließend Wasser und Seife, nicht mit Benzin oder Alkohol abwaschen, weil diese die Resorption fördern können. Adsorbierende Puder verhindern Resorption durch die Haut am besten. Nach Verätzungen Locacorten-Schaum auftragen.
Gift unter der Haut (Biß, Stich, Spritze): Patienten flach lagern, Extremität evtl. oberhalb der Biß- oder Injektionsstelle abbinden, ruhigstellen und Eisbeutel auflegen. Abschnürung alle 15 min für 1 min lockern. Bei Kreuzotter u. a. Vipern nicht abbinden, nur ruhig lagern.

31. Erbrechen auslösen

Nach Aufnahme von möglichst viel Flüssigkeit legt man ein Kind mit dem Bauch quer über beide Knie eines sitzenden Helfers (Abb. 12), einen Erwachsenen quer über ein Bett (Abb. 13, S. 68) oder über einen Stuhl (Abb. 14), jeweils mit dem Kopf nach unten. Bei Erwachsenen daran denken, daß evtl. vorhandene Zahnprothesen entfernt werden müssen.

Man stellt einen Eimer unter den Kopf, reizt mit dem Zeigefinger die Rachenhinterwand und das Zäpfchen und löst so das Erbrechen aus. Um zu verhindern, daß der Vergiftete in den Zeigefinger beißt, kann man ein zusammengerolltes Taschentuch oder einen anderen Gegenstand zwischen die Zähne schieben. Während des Erbrechens muß der Kopf tiefgehalten werden, mit dem Gesicht nach unten, damit nicht Erbrochenes beim Einatmen in die Luftröhre gelangen kann

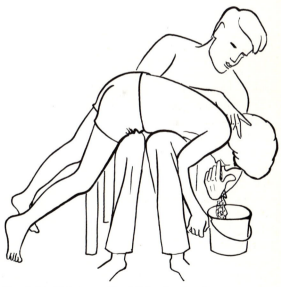

Abb. 12. Kind über beide Knie legen, Kopf tief, erbrechen lassen

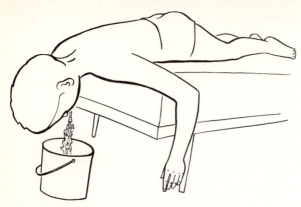

Abb. 13. Kind oder Erwachsenen über Bett oder Couch legen, Kopf tief, nach vorher reichlich getrunkener Flüssigkeit erbrechen lassen. Bei Erwachsenen evtl. vorher Zahnprothesen herausnehmen, bzw. bei Kindern kieferorthopädische Klammern entfernen

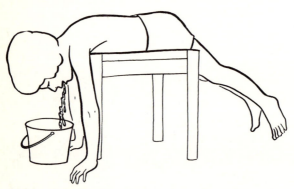

Abb. 14. Kind über Stuhl legen, Kopf tief, nach reichlich getrunkener Flüssigkeit erbrechen lassen

und damit zum Ersticken führt. Auf dem Weg in ein Krankenhaus sollte der Vergiftete quer über die Knie einer auf dem Rücksitz des Wagens sitzenden Person gelegt werden und unter seinem Mund ein Eimer stehen. So kann während der Fahrt das Erbrechen weiter durchgeführt werden (Abb. 15, S. 69). Der Eimer mit Inhalt ist in das Krankenhaus mitzunehmen (Giftnachweis). Wenn der Vergiftete

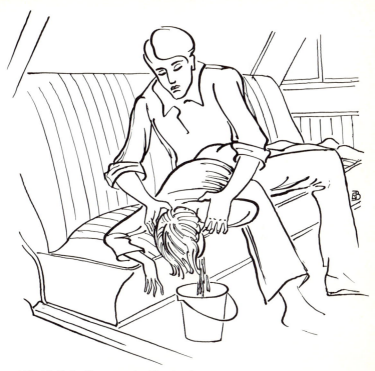

Abb. 15. Beim Transport ins Krankenhaus oder zum Arzt Kind über beide Knie eines Erwachsenen legen (Autorücksitz) und bei Kopftieflagerung in einen mitgenommenen Eimer erbrechen lassen

nicht mehr erbrechen kann, läßt man ihn erneut viel Flüssigkeit trinken und wiederholt den Brechvorgang. Dieser Vorgang des Trinkens und Erbrechenlassens muß so lange wiederholt werden, bis sich die erbrochene Flüssigkeit von der getrunkenen nicht mehr unterscheidet. Das Erbrochene (insbesondere die erste Portion) hebe man auf, damit später das Gift identifiziert werden kann.

In der zu trinkenden Flüssigkeit sollte, insbesondere bei Kindern, kein Kochsalz enthalten sein, da es bei dem früher üblichen Kochsalzerbrechen zu einer gefährlichen Kochsalzvergiftung bei Ausbleiben des Erbrechens kommen kann; keine Milch, da die meist fettlöslichen Gifte dadurch besser resorbiert werden.

32. Kontraindikationen für Erbrechen

- Waschmittel, Seifen (untoxisch; tox. Lungenödem)
- Einige Zeit nach Einnahme von Psychopharmaka (Lähmung des Brechzentrums)
- Halogenwasserstoffe und Lösungsmittel, Benzin (Gefahr des Lungenödems)
- Säure- und Laugeverätzungen (erneute Verätzung der Speiseröhre)
- bei Atmungs- oder Kreislauf-Insuffizienz (vor Behandlung)
- bei Krampfenden oder bei fehlendem Würgereflex (Bewußtlose).

33. Ipecacuanha-Apomorphin-Erbrechen

Kinder: Falls vorhanden, kann man Kleinkinder Ipecacuanha-Sirup mit der Flüssigkeit trinken lassen.

Dosierung: 1 Jahr   = 1 Kaffeelöffel
            1½ J.   = 1½ Kaffeelöffel
            2 Jahre   = 2 Kaffeelöffel
            ab 3.Jahr   = 3 Kaffeelöffel voll Sirup.

Innerhalb weniger Minuten muß dann das Kind infolge der Reizung der Magenschleimhaut durch den Sirup erbrechen. Eine Reizung der Rachenhinterwand ist somit nicht mehr erforderlich. Das Kind muß auch hierbei in Kopftieflage gehalten werden (Abb. 12, S. 67). Falls etwa 15 min nach Trinken des Ipecacuanha-Sirups immer noch nicht erbrochen werden kann, muß man nach nochmaligem Trinken von viel Flüssigkeit die Rachenhinterwand des in Kopftieflage gehaltenen Kindes mit dem Zeigefinger so lange reizen, bis das Erbrechen eintritt. Bewußtlosen oder mit Seife oder Waschmittel oder Laugen-Säuren Vergifteten darf Ipecacuanha-Sirup nicht gegeben werden.

Bei Nichteintreten des Erbrechens muß Ipecacuanha durch eine Magenspülung entfernt werden.

Erwachsene: Die Gabe von Apomorphin (0,1 mg/kg) ist wegen seiner schockauslösenden Wirkung umstritten; wegen unvorhersehbarer Hypotonie sollte es mit Novadral 0,1 mg/kg in einer Mischspritze i. m. kombiniert werden. Nach erfolgtem Erbrechen kann die Gabe von Lorfan (1–2 mg bei Erwachsenen i. v.; Kinder 0,2–0,4 mg) den Brechvorgang beenden und der Atemdepression vorbeugen. Kinder unter 4 Jahren sollten keinesfalls mit Apomorphin behandelt werden.

Bei lebensgefährlichen Giftmengen muß in jedem Falle zusätzlich eine Magenspülung durchgeführt werden.

34. Laugen-Säuren-Ingestion

Sofort (innerhalb von wenigen Sekunden) Wasser zur Verdünnung trinken, bzw. jede andere nicht-alkoholische Flüssigkeit.
In diesem Fall kann im Gegensatz zu allen anderen Giften (außer Metallen) viel Milch mit evtl. darin angerührten rohen Eiern getrunken werden, sog. Eiermilch.
Sofort den Patienten unter Schockprophylaxe (s. S. 54) in die nächste Klinik bringen!

35. Metall(salze)-Ingestion

Den Vergifteten sofort 2 Glas Milch, rohe Eierlösung (Eiermilch) oder beides trinken lassen und anschließend sofort unter Schockprophylaxe (s. S. 54) in die nächste Klinik bringen! Falls es die befragte Giftinformationszentrale in dem jeweiligen Fall für angezeigt hält, kann auch ein Erbrechen (s. dort) durchgeführt werden.

36. Kontraindikationen von Milch

Viele Gifte lösen sich im Fett der Milch besser auf und können daher schneller durch den Darm aufgenommen werden. Wenn man also nach Aufnahme fettlöslicher Gifte zusätzlich Milch trinkt, gelangen diese Gifte noch schneller über den Magen und Darm ins Blut. Da man zunächst oft nicht weiß, ob das Gift fettlöslich ist, darf man außer bei den im Verzeichnis angegebenen Giften (z. B. Phenol) keine Milch trinken lassen.

37. Waschmittel (Tenside)-Ingestion

In diesen Fällen nicht trinken und nicht erbrechen lassen. Am besten gibt man sofort Sab simplex-Tropfen (Kleinkinder 2 Kaffeelöffel, Erwachsene 2 Eßlöffel). Falls nicht vorhanden, kann man evtl. Eisstückchen oder Bonbons lutschen lassen, um ein Kind vom Erbrechen abzulenken. Falls ein Erbrechen nicht zu verhindern ist, muß man ein Kind über beide Knie, einen Erwachsenen über ein Bett oder einen Stuhl querlegen, mit dem Kopf nach unten. Die Gefahr beim Erbrechen ist, daß Schaumblasen in die Lunge eingeatmet werden, die zum toxischen Lungenödem führen könne. Transport in ein Krankenhaus wie oben beschrieben (Abb. 15, S. 69).

38. Lösungsmittel (Äther, Azeton, Benzin, Benzol, Öl, Petroleum, Tri usw.)-Ingestion

Nichts trinken lassen, da die meisten Lösungsmittel ohnehin nicht wasserlöslich sind. Auf keinen Fall erbrechen lassen, da durch Aspiration ein toxisches Lungenödem entstehen kann. Keine Milch, kein Rizinusöl, keinen Alkohol! Sofort Paraffinöl (150 ml = 3 ml/kg Körpergewicht) eingeben. Paraffinöl s. Hausapotheke (Abb. 1,

S. 14), evtl. dazu Silikone (s. S. 38), Haut und Augen (evtl. mit Lutrol E 400) spülen, Magenspülung mit Lutrol E 400.

39. Indikation zur Magenspülung

Bei Gefahr einer lebensgefährlichen Giftmenge und bei jedem Vergiftungsverdacht bei Bewußtlosen (ohne Zeitgrenze) sollte eine Magenspülung auch nach vorausgegangenem Erbrechen durchgeführt werden. Falls der Vergiftete nicht innerhalb kurzer Zeit in klinische Behandlung kommen kann, sollte der herbeigerufene Arzt die Magenspülung durchführen. Nicht zu empfehlen ist sie jedoch bei technisch unzureichender Ausrüstung oder mangelhaften Kenntnissen (Intubation). Es muß mindestens ein (geschulter) Helfer anwesend sein.

40. Notbehelf bei Unmöglichkeit einer Magenspülung

In solchen Fällen kann eine dünne Sonde über die Nase oder über den Mund in den Magen vorgeschoben, der Mageninhalt mittels einer großen Spritze abgesaugt und anschließend eine Kohle-Natriumsulfat-Suspension evtl. mit Paraffinöl oder Sab simplex (giftabhängig) instilliert werden.

41. Was muß man vor einer Magenspülung unbedingt beachten?

Vorher bei Erwachsenen 2 Ampullen Atropin (0,001 g i. m.) injizieren oder im Notfall 1 Ampulle i. v. (bei Säuglingen bzw. Kindern 0,1–0,3 mg i. m.) zur Vermeidung eines vagalen Reflexes, falls die

Pulsfrequenz unter 100 Schlägen pro Minute liegt. Bei Hypertonie vorherige Infusion eines Plasmaersatzpräparates. Bei Krämpfen vorher 1 Ampulle Valium i. v. Anweisung von 1–2 Helfern.

42. Wie wird eine Magenspülung durchgeführt?

Bei erhaltenem Würge- und Schluckreflex in Bauchlage, Kopf tief, spülen, Schlauchdurchmesser bei Erwachsenen 18 mm, bei Kindern 12 mm. Man markiert nun die Länge des einzuführenden Schlauches (Abstand Stirne bis Rippenbogen plus Handbreite des Patienten), fixiert den Patienten an Armen und Beinen, beugt das Kinn zur Brust und führt dann den angefeuchteten (bei Atropin- und Psychopharmakavergiftungen mit Paraffinöl) Schlauch ein, wobei man den ansprechbaren Patienten wiederholt zum Schlucken auffordern kann. Bei nicht voll erhaltenem Bewußtsein bzw. bei Bewußtlosen mit erhaltenem Würge- und Schluckreflex wird durch Kitzeln der Rachenhinterwand ein Schluckreflex ausgelöst und gleichzeitig der Schlauch eingeführt. Damit wird sichergestellt, daß der Schlauch nicht in die Luftröhre gelangt.
Bei Bewußtlosen sollte grundsätzlich nach Intubation mit geblockter Manschette in Rückenlage gespült werden. Hierbei kann bei Erwachsenen auch der 18 mm-Schlauch oder falls dies nicht möglich der (Kinder-)Schlauch mit 12 mm Durchmesser verwendet werden.
Anschließend wird ein Mundkeil zwischen die Zähne geschoben und mit einem Leukoplaststreifen fixiert, damit der Patient nicht auf den Schlauch beißen kann. Nachdem der Schlauch bis zur markierten Stelle eingeführt worden ist, kontrolliert man die richtige Lage dadurch, daß man, bei herabhängendem Schlauch, den Mageninhalt herausfließen läßt oder am Ende des Magenschlauches hört, ob nicht atemsynchron Luft entweicht. Dadurch und durch den großen Schlauchdurchmesser ist sichergestellt, daß sich der Magenschlauch nicht etwa in der Lunge befindet. Es wird jeweils in kleinen Portionen (500 ml Flüssigkeit, Kinder 150 ml, Säuglinge 50–100 ml) und geringem Druck (30 cm Wassersäule) gespült, um eine Perforation

der geschädigten Magenschleimhaut zu verhindern. Nach Einlauf des lauwarmen Leitungswassers wird der Trichter gesenkt, und es kann der Mageninhalt in das bereitstehende Gefäß entleert werden. Die erste Portion wird unbedingt asserviert. Der Spülflüssigkeit können oxydierende bzw. reduzierende Substanzen zugesetzt werden (bei Vergiftungen mit Alkaloiden und Blausäure frisch zubereitete burgunderfarbene Kaliumpermanganatlösung, gegen Fluorid und Oxalsäure Kalciumglukonat, bei Jod Natriumthiosulfat, bei carbromalhaltigen Schlafmittelverklumpungen Lutrol E 400 oder Paraffinöl usw.: s. jeweilige Gifte). Dieser Vorgang wiederholt sich so lange, bis nur noch klare Spülflüssigkeit entleert wird. Dies ist bei Erwachsenen meist nach 10–20 l (Kinder 10 l) der Fall, es gibt jedoch auch Fälle, bei denen bis zu 400 l Spülflüssigkeit benötigt werden (carbromalhaltige Schlafmittel, Pflanzenschutzmittel). Anschließend wird eine Suspension von 50 Kohlekompretten und 2 Eßlöffel Natriumsulfat, aufgelöst in etwa 150 ml Wasser bzw. 150 ml Paraffinöl bei fettlöslichen Substanzen, durch den Magenschlauch eingeflößt. Dann wird der Schlauch abgeklemmt (um Auslaufen des Schlauchinhalts und Aspiration zu verhindern) und herausgezogen. Nach der Magenspülung sind Bewußtlose wegen der Gefahr des Erbrechens in Bauch- oder Seitenlage zu bringen und ständig zu überwachen.

43. Darmreinigung

Ca. 6 Std nach dem Erbrechen bzw. der Magenspülung sollte ein hoher ($1^1/_2$–2 l Wasser) Darmeinlauf durchgeführt werden, um Gifte, die bereits in den Darm gelangt sind, zu entfernen. Der Einlauf wird in Linksseitenlage begonnen und in Rechtsseitenlage beendet. Dem Wasser kann man Kohle bzw. Paraffinöl (oder Dulcolax) zusetzen. Bei Alkylphosphatvergiftungen wird der hohe Darmeinlauf sofort durchgeführt (vor Darmlähmung durch hohe Atropindosen). Der Einlauf wird bei jeder Schlafmittelvergiftung (6stündlich) solange wiederholt, bis die Kohle erscheint und der Darm damit vom Gift gereinigt ist. Die wiederholte (2stündliche) Kohle-Natriumsulfatgabe verhindert auch durch Adsorption pathogener Darmkeime, daß ein Stressulkus oder eine Pankreatitis (Hypothermie bei Schlafmittelvergiftung) entsteht.

44. Kontraindikationen für Magenspülung

- Technische Mängel (unpassendes Gerät, fehlende Helfer, fehlende Intubation bei Bewußtlosen).
- Hinweis auf Oesophagus-Magenperforation nach Laugen-Säurenverätzung (sehr selten).
- Eine Atem- oder Kreislaufdepression, die vorher noch nicht behandelt wurde.

Bei tödlichen Giftmengen raschwirkender Gifte (Blausäure, Alkylphosphaten) sollte die Magenspülung noch während der Reanimation durchgeführt werden. Jede unklare Bewußtlosigkeit sollte ohne Zeitgrenze aus diagnostischen und therapeutischen Gründen magengespült und mit Adsorbentien (Kohle bzw. Paraffinöl) anschließend behandelt werden.

45. Adsorbentien

Bei allen Vergiftungen löst man anschließend eine Handvoll Kohletabletten (ca. 30–50 Stück) und 2 Eßlöffel Natriumsulfat in einem Glas Wasser auf und läßt diese Flüssigkeit trinken oder zuletzt in den Magenschlauch einlaufen. Man darf nicht zu wenig Kohle geben, eher zu viel, denn Kohle bindet fast alle Gifte und ist selbst ungiftig. Kohle bewirkt aber eine Verstopfung und bindet die giftigen Stoffe nur kurzfristig. Man muß deshalb Natriumsulfat als leichtes Abführmittel hinzugeben, damit die Kohle mit dem Gift rasch über den Darm ausgeschieden wird. Bei Verdacht auf Einnahme von fettlöslichen Stoffen (Äther, Alkohol, Benzin, Nagellackentferner, Tetrachlorkohlenstoff, Tri u. ä.) läßt man zusätzlich zu Kohle und Natriumsulfat ein Glas (etwa 150 ml = 3 ml/kg KG) voll dünnflüssiges

Paraffinöl trinken. Paraffinöl bindet diese fettlöslichen Stoffe, ähnlich wie Kohle wasserlösliche Gifte aufnimmt, und verzögert deren Resorption. Auch Lutrol E 400 kann dazu verwendet werden.

46. Förderung der Giftelimination vor der Resorption

- Nach jeder Giftelimination durch Erbrechen, durch eine Magenspülung oder auch, wenn beides nicht möglich war, muß eine ausreichende Menge Carbo medicinalis (30–50 Kompretten) als Giftadsorbens bzw. flüssiges Paraffinöl (150 ml) bei fettlöslichen Giften und Natriumsulfat (2 Eßlöffel) als Laxans, zusammen in einem Glas Wasser aufgelöst, gegeben werden.
- Durch wiederholte Laxantiengabe in Form von Natriumsulfat (6stündlich 2–3 Eßlöffel voll, aufgelöst in ein Glas Wasser, trinken lassen) oder bei hepatotoxischen Stoffen Laevilac oder Bifiteral (4stündlich 2 Eßlöffel voll trinken lassen) wird über eine forcierte Diarrhoe eine beschleunigte Giftausscheidung über den Darm herbeigeführt (Thallium!).
- Durch hohe Darmeinläufe, evtl. mit Kohlezusatz und 6stündlicher Wiederholung werden die an Kohle bzw. Paraffinöl gebundenen Gifte aus dem Darm eliminiert.

47. Förderung der Giftelimination nach der Resorption

- Über eine forcierte Diurese werden die vom Blut aufgenommenen Gifte ausgeschieden. Da fast alle Gifte oder deren Metabolite nierengängig sind, kann deren Ausscheidung durch Infusion einer hypotonen Lösung über die Niere beschleunigt werden. 2stündlich etwa 1000 ml = 160 Tropfen pro min, entsprechend der produzierten Urinmenge, wird eine 5%ige Sorbitlösung (oder 5%ige Laevuloselösung) mit einer Ampulle Lasix (20 mg Furosemid) und 20 mval Kaliumchlorid und 20 mg Natriumchlorid bzw. Natriumbikarbonat oder Ammoniumchlorid infundiert; eine weitere Elektrolytzufuhr erfolgt je nach Laborwerten später im

Krankenhaus. Bei manifester Herzinsuffizienz kann nach vorheriger Digitalisierung etwa die halbe Menge infundiert werden. Durch Alkalisierung mit Natriumbikarbonat (bei Barbituraten oder Salizylaten) und durch Ansäuerung mit Ammoniumchlorid oder Salzsäure (bei Alkaloiden oder Amphetaminen) wird die Konzentration des undissoziierten lipoidlöslichen Anteils des betreffenden Gifts im Plasma gesenkt und damit ein Abstrom der Substanz aus dem Gewebe ins Plasma erreicht. Außerdem wird durch Veränderung des Urin-pH die tubuläre Rückresorption vermindert und die Ausscheidung damit gefördert. Die pH-Verschiebung wird durch ein Indikatorpapier im Urin nachgewiesen: bei Alkalisierung pH etwa bei 8, bei Ansäuerung etwa bei 5. Vor Anlegen einer forcierten Diurese sollte zunächst eine Alkalisierung zum Schutz der Nierenfunktion und Ausgleich einer evtl. Azidose durchgeführt werden (z. B. 500 ml 8,4%iges Natriumbikarbonat i. v.).

Elimination von Giften nach der Resorption

Zeichenerklärung

− unmögliche, unzureichende oder nicht untersuchte Giftelimination
(+) schwache Giftelimination
+ gute Giftelimination
++ sehr gute Giftelimination

	Forcierte Diurese	Peritoneal-dialyse	Hämo-perfusion[a]	Hämo-dialyse
Atemstillstand	−	(+)	+	+
Hypothermie	+	+	(+)	+
Niereninsuffizienz, akut oder chronisch	−	+	+	+*
Schnelle Giftelimination	−	−	+	+*
Schwere Zweiterkrankung mit Beeinträchtigung der Vitalfunktionen (Herzinsuffizienz, Pneumonie)	−	+	+	+*
Therapieresistenter Schock	−	+	−	(+)
Überwässerung	−	+	−	+
Verschlechterung des klinischen Bildes trotz anderer Therapie	−	(+)	+	+*
Verspäteter Therapiebeginn	−	(+)	+	+*

*Evtl. Kombination HP + HD Hämoperfusion + Hämodialyse
[a]Kohle oder meist besser Harz

Gift	Forcierte Diurese	Peritoneal-dialyse	Hämo-perfusion	Hämo-dialyse	Bemerkung
Aceton	−	−	−	+	
Äthylalkohol	−	+	+	+ +	
Äthylenglycol	−	(+)	−	+ +	
Alphamethyldopa	−	−	−	+	Physostigmin
Aluminium	+	−	−	+	Salze, Säuren
Ameisensäure	−	−	−	+	Blutaustausch, Hämolyse
Amidopyrin, Aminophenazon	(+)	(+)	−	+	Blutaustausch
Ammoniak	−	−	−	+	
Ammoniumsalze	+	−	−	+	Lauge
Amphetamine	+	+	−	+	Antidot Physostigmin
Ampicillin	−	−	−	+	
Anilin	−	(+)	−	+	Antidot Toluidinblau
Antimon	−	−	−	+	Antidot Sulfactin
Arsen	+	+	+	+	(Bei Anurie)
Atropin	−	−	−	(+)	Antidot Physostigmin
Barbiturate: kurzwirkende (Hexo-, Pentobarbital)	+ =	+	+	+	Alkalisierung (Urin pH 7,5)
mittellang wirkende (Cyclo-, Secobarbital)	+ =	+	+ +	+ +	Alkalisierung (Urin pH 7,5)
langwirkend (Phenobarbital)	+ =	+	+ +	+ +	Alkalisierung (Urin pH 7,5)
Benzydamin	+	+	−	(+)	
Blei, akut, chronisch	−	(+)	−	+	Mit Chelatbildnern
Borsäure	+	+	−	+ +	
Bromcarbamide	+ =	+	+	+ +	Röntgenkontrast Magen
Bromide	+ =	+	+	+ +	Chloridzufuhr
Calcium	−	−	−	+	
Carbamazepin (Tegretal)	+ +	(+)	−	(+)	
Carbenicillin	−	−	−	+	
Carbromal	+ =	+	+	+ +	Röntgenkontrast Magen
Cephalosporine	−	−	−	+	
Chelatbildner EDTA, Sulfactin, d-Penicillamin	+	+	+	+	
Chinin, Chinidin	+	(+)	+	(+)	
Chloralhydrat	+	+	−	+	

Gift	Forcierte Diurese	Peritoneal-dialyse	Hämo-perfusion	Hämo-dialyse	Bemerkung
Chloramphenicol	−	−	−	+	
Chlordiazepoxid	(+)	−	−	−	Physostigmin
Chloroquin	+	(+)	−	(+)	Nur vor Herz-schädigung
Chlorpromazin	+	−	+	−	Physostigmin
Chlorpropamid	−	−	−	−	
Chrom	+	(+)	−	(+)	
Citrat	−	−	−	+	Säuren, Calciumgabe
Clindamycin	−	−	−	−	
Clomethiazol	+	+	+	+	
Colchicin	(+)	−	−	(+)	Forcierte Diarrhoe
Colistin	−	−	−	+	Blutaustausch
Cyclophosphamid	−	−	−	+	
Cycloserin	(+)	−	−	+	
Diamorphin (Heroin)	−	−	−	+	
Diazepam (Valium)	−	−	(+)	(+)	Physostigmin
Dichloräthan	−	(+)	−	(+)	Verbrauchskoagulo-pathie: Heparin
Digitoxin	−	−	+	−	
Digoxin	−	−	+	+	Bei Ultrafiltration
Diaethylpentenamid (Novo-Dolestan)	+	+	++	+	
Dinitrokresol	−	+	−	+	
Dinitrophenol	−	+	−	+	
Diphenhydramin	+	(+)	−	(+)	Physostigmin
Diphenyl-Hydantoin	+	+	−	+	
Diquat	−	−	+	+	Sofort; Magen-spülung, Diarrhoe
Eisen	−	−	−	(+)	Blutaustausch, Antidot Desferal
Ergotamin	+	+	−	(+)	
Essigsäure	−	+	−	+	
Ethambutol	+	+	−	+	
Ethchlorvynol	+ =	+	−	+	
Ethinamat	++	+	−	+	
Eukalyptusöl	−	−	−	+	
Fluoride	+	(+)	−	++	
Fluorouracil	(+)	(+)	−	+	
Gallamin	+	+	−	+	Physostigmin
Gentamycin	−	−	−	+	
Glutethimid	(+)	+	++	+	10–12 h lang, Wieder-holung, keine Urinalkalisierung
Glycol (Äthylen-)	−	(+)	−	++	
Halogenkohlen-wasserstoffe	−	(+)	−	(+)	

Gift	Forcierte Diurese	Peritoneal-dialyse	Hämo-perfusion	Hämo-dialyse	Bemerkung
Hexachlorcyclo-hexan	−	−	−	+	
Imipramin	−	−	−	(+)	Antidot Physostigmin
Isoniazid	+ =	+	+	+	
Isopropylalkohol	−	+	−	+	
Jod	+	+	−	+	
Kalium	+	+	++	++	
Kaliumchlorat	+	+	++	++	Bei Methämoglobin-ämie Antidot Toluidinblau
Kampfer	−	−	−	+	
Kanamycin	−	−	−	+	
Knollenblätter-pilz	(+)	−	+	−	Penicillin
Kohlenmonoxid	−	−	−	−	Sauerstoff
Kresol (Lysol)	−	(+)	−	+	
Kupfer	−	+	−	++	
Kupfersulfat	−	−	−	−	
Lincomycin	−	−	−	(+)	
Lithium	++	++	+	++	Nur Harnstoffdiurese!
Lost	−	−	−	+	
Magnesium	+	−	−	++	
Mannit	+	−	−	+	
MAO-Blocker	−	−	−	+	Antidot Physostigmin
Meprobamat	+	(+)	−	++	Physostigmin
Metformin	−	+	−	−	Lactatacidose
Methadon	−	−	−	+	Antidot Lorfan
Methanol	−	+	−	++	Äthylalkoholgabe sofort! Acidose
Methaqualon	+	(+)	++	+	
Methotrexat	+	(+)	−	+	
Methoxyfluran	+	−	−	+	
Methylquecksilber	−	−	−	+	
Methyprylon	(+)	−	++	+	
Natriumchlorat	+	+	−	+	Bei Methämoglobin-ämie Toluidinblau
Natriumchlorid	+	++	−	++	Kinder!
Neomycin	−	−	−	+	
Nitrazepam	−	−	−	+	
Noramidopyrin	+	+	−	−	Physostigmin
Nortriptylin	−	−	−	(+)	
Orphenadrin	+	−	−	−	Physostigmin
Oxalsäure	+	+	−	+	
Oxazepam	−	−	(+)	(+)	Physostigmin
Paracetamol	+	(+)	+	+	
Paraldehyd	(+)	+	−	+	

Gift	Forcierte Diurese	Peritoneal-dialyse	Hämo-perfusion	Hämo-dialyse	Bemerkung
Paraquat	(+)	–	+	(+)	Künstliche Diarrhoe
Parathion	–	–	+	–	
Pargylin	–	–	–	(+)	Physostigmin
Penicillin G	–	–	–	+	
Phenacetin	–	–	–	+	
Phenazon	–	–	–	+	
Phendimetrazin-bitartrat	–	(+)	–	–	Physostigmin
Phenelzin	–	(+)	–	+	Physostigmin
Phenothiazine	(+)	–	–	–	Physostigmin
Phenylbutazon	–	–	–	(+)	
Phenytoin	+	+	–	+	
Phosphorsäure-ester	–	–	+	–	
Polymyxin	(+)	(+)	–	+	
Primidon	+	+	–	+	
Promethazin	(+)	–	–	–	Physostigmin
Propoxyphen	(+)	(+)	–	(+)	Frühzeitig Lorfan
Pyrithyldion	(+)	–	–	(+)	
Quecksilber	+	(+)	–	(+)	Sulfactin-Antidot! DMAP[2]
Quecksilber-oxycyanid	–	–	–	+	Sulfactin-Antidot!
Rifamycin	–	–	–	+	
Röntgenkontrast-mittel	–	(+)	–	–	
Salicylsäure (Acetyl-)	+ +	+ +	+	+ +	
Streptomycin	–	–	–	+	
Strophanthin	–	–	+ +	(+)	
Strontium, Radiocalcium	–	–	–	+	Frühzeitig!
Sulfonamide	–	–	–	+	
Tetrachlor-kohlenstoff	–	(+)	–	(+)	
Tetracyclin	–	–	–	(+)	
Thallium	+ +	(+)	–	+	Antidotum Thallii-Heyl
Thiocyanat	+	+	–	+ +	Evtl. Antidot DMAP
Thioridazin	(+)	–	–	–	Physostigmin
Thyroxin	–	+	–	–	
Toluol	–	+	–	–	
Tranylcypromin	–	–	–	(+)	Antidot Physostigmin
Trichloräthylen	–	–	+	(+)	
Trifluoperazin	(+)	–	–	–	Physostigmin
Trijodthyronin	–	+	–	–	
Tritium	–	–	–	+ +	
Zink	–	–	–	+	

48. Transport

Es gibt folgende Transportarten
a) Krankentransportwagen — ohne besondere medikamentöse oder instrumentelle Einrichtung. In der Regel nicht geeignet zum Transport von Vergifteten.
b) Rettungstransportwagen — Minimaleinrichtung eines Notarztwagens, jedoch ohne Notarzt. Hiermit können Vergiftete in Begleitung des erstbehandelnden Hausarztes transportiert werden.
c) Notarztwagen — etwas erweiterte Einrichtung eines Rettungstransportwagens (Defibrillator), mit Notarzt. In der Regel zum Transport von Vergifteten erforderlich.
d) Rettungshubschrauber — Minimaleinrichtung eines Notarztwagens, mit Notarzt.

Die Anforderung aller Rettungsmittel ist für den Anrufer stets kostenfrei, auch wenn der Einsatz schließlich doch nicht nötig wurde. Die Krankenkasse bezahlt nur das Rettungsmittel, das dann auch den Transport durchführt.

Ein sachgemäßer Transport in Seiten- oder Bauchlage mit Schockprophylaxe und Beatmung und der Möglichkeit zum Defibrillieren ist wichtiger als ein schneller Transport ins Krankenhaus, bei dem der scheinbar Leichtvergiftete erbricht, aspiriert und erstickt.

Jede akute Intoxikation sollte in der Klinik weiterbehandelt werden. Wegen der protrahierten Entwicklung wird der Schweregrad oft unterschätzt.

49. Selbstmörder

Jede Androhung eines Selbstmordes sofort sehr ernst nehmen. Es stimmt nicht, daß ein Lebensmüder, der einen Selbstmord ankündigt, diesen nicht durchführen würde. Jeder Selbstmörder sollte sofort nach Bekanntwerden seiner Selbstmordabsichten von dazu befähigten Leuten überwacht werden. Auch bei Bagatellvergiftungen sollte daher eine Klinikeinweisung und anschließend ein Gespräch mit einem Psychiater erfolgen. Den Angehörigen sollte klargemacht werden, daß eine Verheimlichung aus Angst vor Schande für den Patienten ein schlechter Dienst sein kann. Je eher das erste psychiatrische Gespräch mit dem Patienten erfolgt, desto größer ist die Wahrscheinlichkeit, daß man spontan von dem Grund der Verzweiflungssituation erfährt.

Bei Schlafmittelvergiftungen ist es die sog. Stunde nach dem Erwachen, in der mit dem Patienten ein Gespräch geführt werden sollte.

Zur Frage der verwendeten Dosis zum Selbstmord ist zu sagen, daß infolge des eingeschränkten Einschätzungsvermögens und mangelnder Kenntnis der verwendeten Gifte auch bei ernstgemeinten, bilanzierten Suizidversuchen gelegentlich eine in unseren Augen bedeutungslose Giftmenge geschluckt wurde, und andererseits wissen viele Patienten immer noch nicht, daß nach Alkoholgenuß die übliche Schmerz- oder Schlaftablettendosis gefährliche Folgen haben kann. Die psychiatrische Behandlung richtet sich daher in ihrer Intensität nicht nach der Schwere der Vergiftung. Das Ausschlafen und damit Gewinnen von Distanz außerhalb der eigenen, oft konfliktauslösenden, vier Wände (Partnerkonflikt) ist stets zu empfehlen.

Selbstmörder am Telefon ausreden lassen, Gespräch verzögern, von einem anderen Apparat aus Störungsstelle (Tel. 117) anrufen und mit Hinweis auf akute Lebensgefahr Fangschaltung zur Ermittlung des Anrufers einleiten.

– Einen Selbstmörder keine Sekunde aus den Augen lassen,
– alles zur Verhinderung eines Selbstmordes unternehmen (andernfalls unterlassene Hilfeleistung!),
– trotz allem bedenken, daß sich ein Selbstmord nicht sicher verhindern läßt!

50. Giftwarnung

Bei Anzeichen für Massenvergiftung (Lebensmittel, Gase usw.) sofort Polizei, örtliche Gesundheitsbehörde (Gesundheitsamt) und nächsten Giftnotruf verständigen.

Sofort dafür Sorge tragen, daß nicht noch weitere Personen vergiftet werden, Warnschilder aufstellen, Gift entfernen (asservieren!) oder vernichten (Feuerwehr). Grundwasserverseuchung bzw. Ausbreitung in Form einer Gaswolke verhindern bzw. melden.

51. Nachbehandlung

- Nach der Giftentfernung durch Erbrechen oder Magenspülung sind die Magenschleimhaut und durch Abführmittel die Darmschleimhaut gereizt; in den ersten beiden Tagen soll der Patient daher nur Tee und Zwieback sowie Hafer- oder Reisschleim als Nahrung bekommen. Keine fetten Speisen in den nächsten Tagen. Kein Alkohol! Vorsicht mit starken Beruhigungsmitteln!
- Einige Tage nach jeder Vergiftung viel trinken lassen; darauf achten, ob die ausgeschiedene Harnmenge auch entsprechend groß ist.
- Auf regelmäßigen Stuhlgang achten, evtl. einen Einlauf machen. Zunächst ist der Stuhl infolge der meist eingegebenen Kohle teerschwarz, später darf er das nicht mehr werden; auf Blutablagerungen achten!
- In den nächsten Tagen und Wochen darauf achten, ob eine Gelbsucht (Augen!) oder Nervenstörungen (Kribbeln) auftreten. Laufende Kontrolle durch den Hausarzt.
- Den behandelten Vergifteten möglichst in den nächsten Tagen nicht allein lassen, sondern in eine ihm vertraute (familiäre) Umgebung bringen, um ihn die negativen Eindrücke des „Unfalls" und der anschließenden Behandlung rasch vergessen zu lassen.

Auch nach Selbstmordversuchen, die uns als vorgespielt auffallen, dem Vergifteten später keine Vorwürfe machen. Das hätte lediglich zur Folge, daß er ihn beim nächsten Mal besser plant und dann Erfolg hat. Wir müssen versuchen, durch rechtzeitige Zuwendungen im Sinne der menschlichen und technischen Hilfe zu verhindern, daß er bei der nächsten kleinen Schwierigkeit wieder in diesen Ausweg flieht (positiver statt negativer Lernprozeß).

Verzeichnis der Gifte

Vorbemerkungen

Gifte sind nicht unter den Präparatennamen, sondern unter Überbegriffen zu suchen,
z. B. Valium unter Psychopharmaka, Kombinationspräparate unter den einzelnen Giftkomponenten, Pflanzen, Insekten, Fische, Waschmittel.

Vergiftungsmöglichkeiten	Symptome	Sofortmaßnahmen	Therapie
Aal (anguilla) enthält in seinem Blutserum ein Gift „Ichthyotoxin"	Örtlich starke Reizung der Schleimhäute. Brechdurchfall, kann zu peripherer und zentraler Lähmung führen. Hämolyse, „Haffkrankheit", mit Fieber, starkem Muskelkater und Myoglobinurie, bei Fischern vorkommende, selten tödliche Erkrankung nach übermäßigem Genuß von Aal und Aal-Lebern.	Erbrechen, Kohle, Natriumsulfat, Beatmen.	Symptomatisch.
Abbeizmittel s. Laugen, Methanol, Lösungsmittel (Aceton, Benzol, Methanol, Methylenchlorid, Tetrachlorkohlenstoff, Terpentin)	Unterscheidung einzelner Gifte durch typischen Geruch, örtliche Verätzung, Erregung, Krämpfe, Schock, Bewußtlosigkeit, Lungenwassersucht.	Paraffin-, Kohle- und Natriumsulfatgabe, beatmen, Schockprophylaxe, Haut (mit Lutrol E 400) und Augen spülen, Ruhe, Wärme, Auxilosonspray.	Magenspülung möglichst erst nach Intubation, Plasma(expander)gabe, s. Laugen, Dialyse.

Vergiftungsmöglich-keiten	Symptome	Sofort-maßnahmen	Therapie
Abflußrohrreiniger (Natriumhydroxyd), s. Laugen			
Abführmittel s. Ätherische Öle, Crotonöl	Je nach eingenommener Menge und Art sofort (Crotonöl) oder später Darmkoliken, Leibschmerzen, Erbrechen, wäßrige bis blutige Durchfälle, Muskelzucken, Schock, Bewußtlosigkeit.	Kurz nach Aufnahme des Gifts noch Erbrechen sinnvoll (nachdem viel Flüssigkeit getrunken wurde), Kohle, Bettruhe, Diät, Oralpädon (s. S. 36).	Plasma(expander), Vorsicht mit Digitalis, Kaliuminfusionen, Opiumtropfen.
Abmagerungsmittel (Appetitzügler), s. Kreislaufmittel, Aufputschmittel		Erbrechen, Kohle.	Plasma(expander).
Abwasser s. Phenole, Schwefelwasserstoff, Nachweis mit Dräger-Gasspürgerät	Örtliche schmerzhafte Hautreizung, Kopfschmerzen, Schwindel, Erregung, Krämpfe, Atemlähmung, Schock, Lungenödem.	Lutrol E 400 oder Milch trinken und dann erbrechen lassen (kein Paraffinöl), Kohle- u. Natriumsulfatgabe, beatmen, Schockprophylaxe, Haut mit Lutrol E 400 oder Wasser reinigen.	Magenspülung, Lungenödemtherapie (Furosemid, Digitalis, Cortison), evtl. Plasma(expander) gabe. Forcierte Diurese! Bei Schwefelwasserstoff (Geruch nach faulen Eiern) sofort 1 Amp. DMAP i. v., anschließend 100 ml 10% Natriumthiosulfat i. v.
Acetaldehyd s. Aldehyd			
Acetamid s. Anilinderivate		Paraffinöl, Erbrechen, Kohle, Haut u. Augen spülen.	Klinikeinweisung, Magenspülung, Antidot Physostigmin.
Acetatdehyd	Haut-, Augen-, Schleimhautreizung, Narkose, Krämpfe, Leberschädigung.	Haut und Augen spülen, Erbrechen, beatmen.	Magenspülung.

Vergiftungsmöglich-keiten	Symptome	Sofort-maßnahmen	Therapie

Aceton
tödl. Dosis 75 ml, Nachweis mit Dräger-Gasspürgerät, Giftaufnahme auch durch die Haut. Nagellackentferner

Evtl. nach beschwerdefreier Zeit Übelkeit, Erbrechen, Schwindel, Kopfschmerzen, Rausch, Bewußtlosigkeit, Schock, Atemlähmung.

Nach Verschlucken Paraffinöl (150 ml) und Natriumsulfat eingeben. Nach Einatmen Frischluft, künstl. Beatmung, Schockprophylaxe.

Therapie eines Lungenödems.

Acetonnitril
s. Blausäure

Acetylcholin
geschluckt relativ ungiftig, gespritzt sehr giftig: tödl. Dosis 0,5 mg kg

Schweißneigung, Speichelfluß, Hautblässe, extrem enge Pupillen, Sehstörungen, Durchfall, Koliken, langsamer Puls, Schock, Herzstillstand, Lungenödem, Krämpfe, Lähmungen.

Sofort viel (Kaliumpermanganatlösung) trinken und erbrechen lassen. Kohle, Natriumsulfat eingeben, beatmen, Herzmassage, Speichel absaugen, Schockprophylaxe, Ruhe, Wärme.

Sofort Magenspülung mit Kaliumpermanganatlösung, Antidot Atropin (1–2 mg i. v. oder i. m.) laufend wiederholen (Schweißneigung, Pupillen!), Valium i. v., bei Krämpfen, Plasma (expander)gabe.

Aconitin
echter, gelber und bunter Eisenhut. Rittersporn, Rosmarinheide, weiße Nießwurz (Wurzel!), schwarzer Germer, tödliche Dosis 1–2 g.

Pelzigkeit, Gelb-Grün-Sehen, Schwindel, Ohrensausen, Übelkeit, Erbrechen, Durchfälle, Koliken, stark schmerzhafte Krämpfe, Lähmungen, Untertemperatur, Erregungszustände, Halluzinationen, Herzrhythmusstörungen, Schock, Atemlähmung.

Sofort erbrechen lassen, Gabe von Kohlekompretten, beatmen.

Magenspülung, Plasmaexpander, Valium bei Krämpfen, sofortige Klinikeinweisung, Kochsalzinfusion mit Psyquil u. Valium.

Acrylnitril
s. Blausäure

Acrylsäurebutylester

Schleimhautverätzung, Augenverätzung, Lungenödem.

Haut und Augen spülen, Auxilosonspray, Augenarzt.

Vergiftungsmöglich-keiten	Symptome	Sofortmaßnahmen	Therapie
Acrylsäuremethylester	Schleimhautreizung, Lungenödem, Resorption über die Haut, Leber- u. Nierenschädigung.	Haut und Augen spülen, Auxilosonspray, Vorsicht bei Erbrechen, Kohle-Natriumsulfat.	Magenspülung, Klinikeinweisung.
Adiponitril s. Blausäure			
Adrenalin s. Kreislaufmittel			
Aethan	Atemlähmung, Schock.	Beatmen, Schockprophylaxe.	
Aethanol s. Alkohol			
Äther	Atemlähmung, Schock, allergische Hautreaktion, Leber- und Nierenfunktionsstörungen.	s. Gasvergiftung, beatmen, Wärme, Herzmassage bei Herzstillstand.	Plasmaersatzpräparate, Klinikeinweisung.
Ätherische Öle enthalten in vielen Pflanzen (s. jeweils dort) zusammen mit Saponinen, Harzen und Gerbstoffen; Volksheilmittel (Tee), Duftstoffe, Kosmetika	Übelkeit, Erbrechen, Darmkrämpfe, (blutige) Durchfälle, Schwindel, Kopfschmerzen, Herzjagen oder Pulsabfall, Atemnot, Kehlkopfkrampf, Zittern, Erregung, Krämpfe, Lähmungen, Atemlähmung, Nierenversagen.	Sofort erbrechen lassen dann Lutrol u. Kohle-, Natriumsulfatgabe, viel trinken lassen. Haut und Augen mit viel Wasser spülen, beatmen, Ruhe, Wärme.	Sofort Magenspülung, Lutrol, Kohle- u. Natriumsulfatinstillation, Infusionen, gegen Koliken Atropin, Buscopan i. v., Valium i. v. bei Krämpfen, Sauerstoff.
Äthylalkohol s. Alkohol			
Äthylenglykol tödl. Dosis 100 ml, s. Glykol		Lutrol E 400.	Magenspülung, Hämodialyse.

Vergiftungsmöglich-keiten	Symptome	Sofort-maßnahmen	Therapie
Äthylenoxyd Gas, flüssig in Flaschen, viel giftiger als Glykol (s. dort), bildet in Wasser Glykol	Örtlich Blasenbildung und Gewebstod, Übelkeit, Brechdurchfall, Erregung, Bewußtlosigkeit, Atemnot, Lungenwassersucht, Herzrhythmusstörungen, Leber-, Nierenstörungen.	Sofort benetzte Kleider entfernen. Haut gründlich mit Wasser und Seife (oder Lutrol) abspülen. Frischluft, Flachlagerung, Wärme, nach Einatmen sofort Auxiloson-Spray (5 Hübe alle 10 min) einatmen lassen.	Valium i. v. bei Erregung, künstl. Beatmung.
Aethylalkohol, s. Alkohol			
Ajmalin s. Herzmittel bei Rhythmusstörung			
Akazie, falsche Robinia pseudoacazia, Samen u. Rinde enthalten Robin, s. Abführmittel		Erbrechen, Kohle.	
Aldehyde	Örtlich schmerzhafte Verätzungen, Husten, Kehlkopfschwellung, (blutige) Brechdurchfälle, Rausch, Krämpfe, Bewußtlosigkeit, Atemstillstand.	Frischluft, sofort erbrechen, Natriumsulfat, Lutrol E 400 (keine Milch!).	Magenspülung und Infusion mit Natriumbikarbonat, Plasma(expander), Valium i. v. bei Krämpfen.
Aldicarb s. Carbamate			
Aldrin (Insektizid) tödl. Dosis 5 g, Aufnahme durch die Haut s. Halogenkohlenwasserstoffe	s. DDT, Krämpfe, Leber-, Nierenfunktionsstörungen.	Erbrechen nur vor Krampfeintritt.	Magenspülung Calcium, Valium b. Krämpfen.
Algenbekämpfungsmittel s. Quecksilber, Azide			

Vergiftungsmöglich-keiten	Symptome	Sofort-maßnahmen	Therapie
Aliphatische Amine	Haut- u. Augenverätzung, Blutdruckanstieg, später Schock, Herz-, Leber-, Nierenschäden.	Haut (mit Lutrol E 400) u. Augen spülen, Kohle, Paraffinöl, beatmen.	evtl. Natriumthiosulfat (s. Lost) i. v. Plasma-(expander).
Aliphatische Kohlenwasserstoffe s. Benzin			
Alkohol (Äthylalkohol) viele Medikamente verstärken die Wirkung	Typischer Atemgeruch, allgemeines Wärmegefühl, Enthemmung, Überheblichkeit, Rötung der Bindehaut, Erbrechen, Schwank- u. Drehschwindel, Erregung, Krämpfe, Bewußtlosigkeit, Unterkühlung, Schock, Atemstillstand.	Stabile Seitenlage, Atemwege von Erbrochenem reinigen, evtl. beatmen, Wärme, vor Unterkühlung schützen, warmen Tee trinken lassen, beaufsichtigen.	Plasma(expander), O_2-Beatmung. Antidot Physostigmin.
Alkylantien s. Lost/Stickstofflost, Zytostatika = Krebsmittel	Haut und Augen reinigen.	Thiosulfat i. v.	
Alkylarylpolyglykoläther bisher keine Vergiftung bekannt. Bei Erbrechen Gefahr, daß etwas in die Lunge kommt!			
Alkylphosphate s. Phosphorsäureester		Erbrechen, Kohle, Haut und Augen spülen.	Magenspülung, hochdosiert Atropin.
Allergie-Mittel s. Juckreizstillende Mittel		beatmen, Schockvorsorge.	Magenspülung, Physostigmin.
Allylamin	Haut-, Augen- und Lungenreizung, Hautresorption, Magen-Darmreizung, Narkose.	Haut und Augen spülen, Eiermilch trinken, Auxilosen-Spray, beatmen.	Vorsicht bei Magenspülung, Augenarzt, Plasma(expander).

Vergiftungsmöglichkeiten	Symptome	Sofortmaßnahmen	Therapie
Allylalkohol	Haut- u. Lungenreizung, Magen-Darmstörung, zentralnervöse Erscheinung, Schock, Leber-Nierenstörung.	Erbrechen, Kohle-Natriumsulfat.	Magenspülung, Calciumgluconat i. v.
Aloe tödl. Dosis ca. 8 g, s. Abführmittel		Erbrechen, Kohle.	
Aluminium s. Säuren (Flußsäure)	Örtliche Verätzung, Magenschmerzen, Erbrechen, Verbrennung, nach Einatmen Fieber, Lungenentzündung.	Eiermilch trinken lassen, s. Säuren (Flußsäure).	Sofort Calcium i. v., weiteres s. „Metalle", Mestinon i. m.
Ameisenmittel s. Lindan, Phosphorsäureester, Antimon			
Ameisensäure Kesselsteinentferner, tödl. Dosis 200 ml; 25%ig	Sehr starke lokale Reizwirkung, Blutzersetzung, Leber- und Nierenschädigung.	Eiermilch trinken lassen, Schockprophylaxe.	Magenspülung nur frühzeitig, Hämodialyse.
Amine, aliphatische aromatische, s. Anilin. Halogenalkylamine s. Lost, örtlich schwache Laugen (Ammoniak)		Haut u. Augen spülen.	
Aminoanthrachinon s. Anilin		Erbrechen, Kohle, beatmen.	Antidot Toluidinblau.
Aminobenzoesäure s. Anilin (nach Aufnahme größerer Mengen)		Erbrechen, Kohle, beatmen.	
Aminophenazon s. Pyrazolon		Erbrechen, Kohle.	Plasma(expander).

Vergiftungsmöglich-keiten	Symptome	Sofort-maßnahmen	Therapie
Aminophenole Photoentwickler, Farbstoff s. Anilin	Methämoglobin-bildner.		Toluidinblau i. v. (2 mg/kg)
Aminopyridin	Hautreizung, Narkose, Krämpfe, Leber-, Nierenschädigung.	Haut und Augen spülen.	Magenspülung, Valium, bei Krämpfen Klinik!
Amitryptilin s. Antidepressiva, tödl. Dosis ab 0,5 g!		Kohle, trizyklische.	Magenspülung, Antidot Physostigmin.
Ammoniak Salmiak, s. Laugen, Reizgase, Gasvergiftung	Schleimhaut- und Augenverätzung, Kehlkopfkrampf, Krämpfe, Schock, Lungenwassersucht, Herzrhythmusstörungen.	Haut und Augen spülen, Frischluft, Sauerstoffbeatmung, Ruhe, Auxiloson-Spray (5 Hübe alle 10 min), Eiermilch trinken lassen.	Cortison i. v. Plasma(expander) bei Schocksymptomen, Valium i. v. bei Krämpfen.
Ammonium s. Laugen, s. Anionen, Giftwirkung nur nach Einnahme sehr großer Mengen zu erwarten	Brechdurchfall, Erregung, Krämpfe, Bewußtlosigkeit, Schock, Atemlähmung, Lungenwassersucht.	Sofort Kohle und Natriumsulfat, beatmen, pH-Bestimmung, Eiermilch trinken lassen.	Valium bei Krämpfen, Plasma(expander), bei Hämolyse: Hämodialyse! Psyquil.
Amphetamine s. Aufputschmittel			
Amphibia enthalten in der Haut Reizgifte, Nervengifte, Halluzinogene, s. dort			
Amylnitrit	Haut- u. Augenreizung, Methämoglobinbildner (s. S. 54), Schock, Leber-, Nierenstörung.	Haut- und Augen spülen, beatmen, Schockprophylaxe.	Toluidinblau i. v. (2 mg/kg)
Anabolika s. Geschlechtshormone			
Analeptika s. Krampfgifte		Schockvorbeugung, beatmen.	

Vergiftungsmöglichkeiten	Symptome	Sofortmaßnahmen	Therapie
Analgetica s. Schmerzmittel			
Anfärbetinktur s. Anilin, Glykol			
Anilin Kugelschreibermine, Haarfarben, Schuhcreme, Stempel, Lösungsmittel, z. T. Filzstifte, Photoentwickler, tödl. Dosis ab 5 ml	Euphorie, Kopfschmerzen, Erbrechen, Atemnot, langsamer Puls, Blutdruckabfall, Krämpfe, Hautallergie, Hämolyse.	Frischluft, bei Hautbenetzung Haut (mit Lutrol E 400) und Augen spülen, Paraffinölgabe.	Magenspülung, bei Zyanose (Methämoglobinämie) Toluidinblau 4%ige Lösung i. v. (2 mg/kg), bei Krämpfen Valium i. v.
Anilinderivate Acetanilid, Paracetamol, Phenacetin	Erregung, Schwindel, Ohrensausen, Augenflimmern, Bewußtlosigkeit, Schock, Atemlähmung, Untertemperatur, Nierenversagen.	Nach großen Mengen sofort viel trinken und erbrechen lassen, Kohle, kein Natriumsulfat! Wärme.	Magenspülung, Plasma-(expander), Kontrolle der Urinausscheidung. Methämoglobinämie, Toluidinblau (2 mg/kg i. v.).
Anthrachinon s. Abführmittel			
Antiallergika s. Juckreizstillende Mittel		Kohle.	Magenspülung, Antidot Physostigmin.
Antibabypille s. auch Geschlechtshormone. Auch für Kinder bei einmaliger Überdosierung meist harmlos	Starkes Erbrechen, bei Kleinkindern dadurch evtl. Wasserverlust und Elektrolytstörungen.	Zäpfchen oder Tbl. gegen Reisekrankheit bzw. Erbrechen geben (z. B. Psyquil, Bonamin), gesalzene Schleimsuppe anschließend. Bettruhe, Oralpädon (s. S. 36).	Evtl. Elektrolytsubstitution, Plasma(expander).
Antibiotika	Allergie mit Übelkeit, Erbrechen, Fieber, Schüttelfrost, Atemnot (Bronchospasmus), Hautausschlag, Bewußtlosigkeit, Schock, Erregungszustände, Krämpfe, Lähmungen, selten Blutdurchfall.	Sofort erbrechen lassen, Schockprophylaxe.	Bei anaphylaktischem Schock sofort Adrenalin i. v., Plasma(expander), Cortison mind. 80 mg i. v. bei Krämpfen Valium. Bei curareartiger Lähmung als Antidot Physostigmin. Hämodialyse!

Vergiftungsmöglichkeiten	Symptome	Sofortmaßnahmen	Therapie
Antidepressiva, trizyklische	Erregungszustände, Krämpfe, Bewußtlosigkeit, Herzrhythmusstörungen, Atemlähmung, Schock.	Beatmen, Schockprophylaxe, Kohle.	Magenspülung, Intubation, Physostigmin als Antidot.
Antidiabetika Insulin bzw. Tabletten (z. B. Euglucon, Glutril)	Heißhunger, Schwäche, Übelkeit, Erbrechen, Rötung des Gesichts, Schwitzen, Herzjagen, Blutdruckabfall, Zittern, Sehstörungen, Verwirrung, Lähmungen (wie bei einem Schlaganfall) Bewußtlosigkeit, Krämpfe, Lungenödem, Herzrhythmusstörungen.	Erbrechen lassen, Kohle, sofort Coca-Cola oder Zuckerwasser, Klinik!	Sofort hochprozentige Glukoselösung i. v. bis zum Wiedererlangen des Bewußtseins, dann peroral fortfahren (evtl. tagelang!). Kontrolle des Kaliumspiegels u. Säure-Basen-Haushalts.
Antiepileptika s. Schlafmittel		Kohle, Schockvorbeugung.	Magenspülung.
Antihistaminika s. Juckreizstillende Mittel		Kohle, Schockvorbeugung.	Magenspülung, Antidot Physostigmin.
Antiklopfmittel Anilin, Blei(-tetraäthyl), Eisen(carbonyl), Nickel(tetracarbonyl), sehr giftig, z. T. sehr gefährlich durch anfangs beschwerdefreie Zeit	Kopfschmerz, Erregung, Krämpfe, Schock, nach beschwerdefreier Zeit Atemnot, blaue Lippen, Lungenödem, Atemlähmung.	Sofort viel trinken und erbrechen lassen, Kohle, Natriumsulfat, Frischluft, Sauerstoff, Ruhe, Bettruhe (des scheinbar gesunden Patienten), benetzte Kleider entfernen, Haut mit Lutrol oder Wasser und Seife abspülen.	Magenspülung mit 2%iger Natriumsulfatlösung, Kohle, Lungenödemtherapie, Atropin bei Koliken, Valium bei Krämpfen, Plasma(expander). Bei Methämoglobinämie Toluidinblau i. v. (2 mg/kg).
Antimon s. Säuren	(Blutige) Brechdurchfälle, Krämpfe, Schock, nach Einatmen Erstickungsgefühl, Atemlähmung.	Sofort erbrechen, s. Metalle, Säuren. Haut und Augen sofort spülen. Ruhe, Wärme.	Sofort Sulfactin, Magenspülung, Plasma(expander), Herzglykoside.

Vergiftungsmöglich-keiten	Symptome	Sofort-maßnahmen	Therapie
Antiparkinsonmittel Akineton, Artane, Larodopa, Tremarit, Mephenamin	Wie Atropin.	Erbrechen lassen, Kohlegabe, beatmen, Eisbeutel auf die Haut, Schocklagerung.	Antidot Physostigmin Plasma(expander).
Antipyretica s. Pyrazolone (Aminophenazon-Pyramidon, Phenylbutazon) s. Aniline (Acetanilid, Paracetamol, Phenacetin)		Erbrechen, Kohle, Schockvorbeugung.	Magenspülung, Plasma(expander). Bei Methämoglobinämie Toluidinblau i. v. (2 mg/kg).
Appetitzügler s. Aufputschmittel		Kohle, beatmen.	Magenspülung, Antidot Physostigmin.
Aquariumfische Drachenkopffische (scorpaena), Rotfeuerfische (pterosis), Steinfische, Korallenwels, Muränen	Durch Verletzung mit den Flossen (Giftstacheln, Zähnen) örtlich brennende Schmerzen, Krämpfe.	Stachel entfernen (ausschneiden), Wunde sofort aussaugen, Gift ausspucken. Soventol-Gel auf verletzte Haut. Alkoholumschläge, evtl. beatmen.	Symptomatisch, Tavegil. Valium bei Krämpfen, Cortison i. v., Calcium, Plasma(expander).
Arsen tödl. Dosis 60–300 mg	Knoblauchgeruch der Atemluft, örtliche Reizerscheinungen, (blutige) Brechdurchfälle, Trockenheit der Schleimhäute, Wadenkrämpfe, kalte und graue Haut, Blutdruckabfall, Herzjagen, Verwirrtheit, Krämpfe, Lähmung, Atemlähmung, durch Dämpfe Lungenödem.	Sofort erbrechen, Kohle, Natriumsulfatgabe, beatmen, Wärme, Schockprophylaxe.	Sofort Sulfactin, besser DMPS, Magenspülung, Plasma(expander), forcierte alkalisierende Diurese, Valium bei Krämpfen, Herzglykoside, Hämodialyse!

Vergiftungsmöglichkeiten	Symptome	Sofortmaßnahmen	Therapie

Arsenwasserstoff
Arsin
Gas mit Knoblauchgeruch | Stunden nach Einatmen Brechdurchfall, blutiger Urin (Hämolyse), Atemnot, Erstickungsgefühl, Atemlähmung, Schock. | Sofortige Giftentfernung, viel trinken lassen. Urin durch Trinken alkalischer Lösung (Fachinger, Natriumbicarbonatlösung) alkalisieren, Bettruhe, beatmen. | Sofort Sulfactin, besser DMPS, forcierte Diurese!

Aspirin
s. Salizylsäure

Asplit (Para-Toluolsulfochlorid)
s. Halogenkohlenwasserstoffe, in Industrie als Kitt und Kunstmörtel verwendet. | Reizung der Haut und Schleimhäute. Kopfschmerzen, Müdigkeit, Übelkeit, Brechreiz, Appetitlosigkeit, Bronchitis, Bewußtlosigkeit mit Krämpfen, Herzbeschwerden. | Giftentfernung. | Symptomatisch.

Asthmamittel
s. Kreislaufmittel
Adrenalin (Ephedrin), Koffein (Theophyllin), Atropin, Schlafmittel | | Kohle. | Magenspülung, Plasma(expander), evtl. Antidot Physostigmin.

Atrazin
Triazin, gilt bisher als relativ ungiftig

Atropin
Nachtschattengewächse (Alraune), Bilsenkraut (Asthmazigaretten), Stechapfel (Samen sieht aus wie Kümmel!), grüne Tomate, grüne Kartoffel | Mundtrockenheit, Schluckbeschwerden, Sehstörungen, weite Pupillen, Erbrechen, trockene und heiße Haut, schneller und unregelmäßiger Puls, Erregungszustände, Wahnvorstellungen, Krämpfe, Schock, Bewußtlosigkeit, Harnsperre. | Sofort viel trinken und erbrechen lassen. Kohle, Natriumsulfat, beatmen, naßkalte Tücher und Eisbeutel auf die Haut. Beine hochlagern. | Antidot Physostigmin (s. S. 37) i. v., Plasma(expander)gabe, bei Tachykardie: Visken 1 Amp. i. v., bei Hypertonie: Sedaraupin 1 Amp. 0,25 mg, Catapresan 1 Amp. i. m. oder i. v., bei Krämpfen: Valium i. v., Blasenkatheter.

Vergiftungsmöglichkeiten	Symptome	Sofortmaßnahmen	Therapie
Aufputschmittel Dopingmittel, Appetitzügler, Kreislaufmittel, atemanregende Mittel	Erregung, Herzjagen, Herzklopfen, Hochdruck, weite Pupillen, extrem trockener Mund, Zittern, Kopfschmerzen, Krämpfe, heiße Haut, Atemlähmung, Schock.	Beruhigen, innerhalb der ersten 2 Std Erbrechen auslösen, Kohle, Natriumsulfat, beatmen, nasse kalte Tücher auf den Körper legen.	Magenspülung, Kohle, Natriumsulfat. Sedieren mit Valium oder Luminal, Sauerstoffbeatmung, β-Rezeptorenblocker (Visken i. v.), evtl. Physostigmin (s. S. 37) Plasma(expander).
Auspuffgase s. Kohlenmonoxyd, Nitrose-Gase, Kohlendioxid		Auxiloson-Spray, künstl. Beatmung.	O_2-Beatmung, Frischluft.
Auspuffkonservierungsmittel s. Benzin, Alkohol			
Auster s. Muscheln			
Autoabgase s. Kohlenmonoxyd, -Dioxid			
Autobatterie s. Schwefelsäure			
Autopflegemittel, s. Glykole, Lösungsmittel		Paraffinöl.	Magenspülung, Plasma(expander).
Autopolitur s. Glyzerin, Lösungsmittel, Mineralöle		Frischluft, kein Erbrechen! Lutrol E 400.	Valium bei Krämpfen.
Autowaschmittel s. Waschmittel Phosphorsäure (20%)		Eiermilch.	Plasma(expander).
Azide	Lokale Reizwirkung, Schock.	beatmen, Schocklagerung.	DMAP i. v., Plasma(expander).
Azinphos s. Phosphorsäureester		Erbrechen, Haut und Augen spülen, hochdosiert Atropin.	Magenspülung.

Vergiftungsmöglich-keiten	Symptome	Sofort-maßnahmen	Therapie
Azobenzol	Methämoglobinbildner Reizung d. Augen, Atemwege, Leberschäden.	Augenspülen, Lutrol E 400.	Toluidinblau (2 mg/kg i. v.).
Azofarbstoffe s. Anilin			
Backofenreiniger s. Alkohol, Lösungsmittel (Benzin), Laugen (Natronlauge)		Eiermilch trinken, Kohle, Natriumsulfat.	Plasma(expander).
Backpulver s. Laugen (Ammoniumcarbonat, Natriumbicarbonat, Natriumtartrat)	Örtliche Verätzung, Krämpfe, Bewußtlosigkeit, Schock.	s. Laugen.	Calcium i. v.
Badezusätze s. Ätherische Öle, Alkohole, Laugen (Borax), Polyphosphate, Säuren		Sab simplex, Augen spülen.	
Baldrian harmlos, nur bei Kombinationspräparaten Vergiftung möglich, s. Schlafmittel			
Barrakuda-Fisch s. Ciguatera-Toxin			
Barban s. Carbamate			
Barbiturate s. Schlafmittel, tödl. Dosis ab 2 g, gefährlich in Kombination mit Alkohol		Atemwege freihalten.	
Barium und Bariumsalze	Übelkeit, Brechdurchfall (Darmkrämpfe), Blutdruckanstieg, Pulsabfall, Herzunregelmäßigkeit, Gefühlsstörungen, Lähmungen.	Sofort erbrechen, beatmen, evtl. Herzmassage, unbedingt Natriumsulfatgabe.	Magenspülung mit Natriumsulfat, anschließend 30 g instillieren. Dolantin S und Atropin gegen Koliken, Calciumsubstitution (gegen digitalisähnliche Herzwirkungen).

Vergiftungsmöglich-keiten	Symptome	Sofort-maßnahmen	Therapie

Bariumnitrat
s. Methämoglobinbildner

Bariumzyanid
s. Blausäure

Batterie
s. Quecksilber
s. Autobatterie

Beckenrandreiniger
s. Tenside, Laugen — Verätzung. — kein Erbrechen, Wasser trinken lassen, Sab simplex. — Giftauskunft einholen.

Beize
Wachse, 70% Benzin (s. dort), s. Saatbeizmittel — — Lutrol, nicht erbrechen. —

Belladonna
s. Atropin — — Erbrechen, Kohle. — Antidot Physostigmin i. v.

Bengalisches Feuer
u. a. s. Quecksilber(1)--chlorid

Betonreiniger
s. Trichloräthylen

Benzaldehyd
— Narkose, Krämpfe, Nierenschädigung. — Beatmen, Lutrol. — Magenspülung, Klinik.

Benzidin
— Magen-Darmreizung, Methämoglobinbildner, Augenreizung, Hautresorption, Nierenschädigung. — Paraffinöl, Haut (mit Lutrol E 400) und Augen spülen. — Magenspülung, Toluidinblau i. v. (2 mg/kg).

Benzilate
Nach Aufnahme v. einigen mg kann die Wirkung einige Tage anhalten — Vorwiegend Dysphorie („Horror-Trip"), nur akustische Halluzinationen, Mydriasis-Hautrötung, Tachycardie, Mundtrockenheit. — Arzt holen, Klinikeinweisung. — Antidot Physostigmin i. v. (s. S. 37) od. i. m. alle 40–60 min wiederholen.

Vergiftungsmöglichkeiten	Symptome	Sofortmaßnahmen	Therapie
Benzin ebenso Benzol, Toluol, Xylol i. v.-Injektion besonders gefährlich	Schleimhautreizung, Erbrechen, Kopfschmerzen, Rausch, Schwindel, Gesichtsröte, Atemnot, blaue Lippen, Erregung, Krämpfe, Atemlähmung, Schock, Bewußtlosigkeit, Lungenödem.	s. Gasvergiftung, Frischluft, Sauerstoffbeatmung, Erbrechen verhüten, Paraffin (3 ml/kg), keine Milch oder Öle, und Natriumsulfat, Haut (mit Lutrol oder Seife und Wasser) und Augen spülen.	Keine Magenspülung ohne Intubation, Plasma(expander), Valium bei Krämpfen i. v., bei Methämoglobinämie Toluidinblau (2 mg/kg i. v.).
Benzodiazepine s. Psychopharmaka			
Benzol tödl. Dosis 20 ml Lösungsmittel. Dämpfe sehr giftig	Brechdurchfall, Schwindel, Kopfschmerzen, Erregung, Krämpfe, Herzrhythmusstörungen, Bewußtlosigkeit, Schock, Atemlähmung.	Sofort Frischluft, Haut mit Lutrol oder Wasser und Seife abwaschen. Augen spülen, kein Erbrechen, sofort Paraffinöl, Wärme.	Magenspülung nur nach Intubation, Valium bei Krämpfen, Plasma(expander).
Benzthiazuron gilt als relativ ungiftig (Harnstoffderivat) s. Lösungsmittel			
Beruhigungsmittel s. Schlafmittel, Psychopharmaka			
Beryllium	Örtliche Verätzung, nach Einatmen harmloses Fieber, evtl. Lungenentzündung, Atemnot, Leber-Nierenschädigung.	Ruhe, Sauerstoff.	Wundexzision, Antiallergika (Atosil), Cortison, Salizylate (10 g/die), Antibiotikum, Klinik!
Beta-Rezeptorenblocker Doberol, Dociton, Visken, gefährlich bei Herzkranken	Langsamer Puls, absinkende Herzleistung, mehrmals kurzfristiger Herzstillstand, Blutdruckabfall, Schock, Atemnot durch Verkrampfung der Bronchien.	Patienten sofort hinlegen. Frischluft, evtl. beatmen. 1 Tabl. Alupent oder Aludrin (20 mg), Herzmassage.	Alupent (1 Amp. = 0,5 mg langsam i. v.) im Notfall ein peripheres Kreislaufmittel (Effortil, Novadral) i. m. oder i. v.

Vergiftungsmöglich-keiten	Symptome	Sofort-maßnahmen	Therapie

Betaine
s. Quartäre Ammoniumverbindungen

Betäubungsmittel
s. Opiate, Morphin, Opium, Codein, Heroin, synthetische Opiate wie Dolantin, Dilaudid, Cliradon, Eukodal, Palfium, Polamidon, u. a.

Extrem enge Pupillen, langsamer Puls, langsame Atmung, blaue Lippen, Atemstillstand, epileptische Krämpfe, Krampf des Magenpförtners und des Blasenschließmuskels, Darmlähmung, Übelkeit, Erbrechen, Untertemperatur, Hautblässe, Lungenödem, Kopfschmerzen, Unruhe, Nackensteifigkeit (Hirnödem).

Erbrechen lassen (falls Gift geschluckt wurde), rechtzeitig beatmen, Mund von Erbrochenem reinigen, stabile Seitenlagerung, warm zudecken.

Bei Zyanose sofort Antidot Lorfan bis zur Behebung der Ateminsuffizienz geben (0,5–2 mg = ml i. v. Wiederholung in 10–20minütigen Abständen), evtl. Herzmassage, bei (Kammer-)Arrhythmie Xylocain (100 mg i. v.). Bei Krämpfen Valium, bei Hirnödem 2 Amp. Lasix und 40 mg Dexamethason i. v.

Bienen
s. Insekten

Bittere Mandeln
tödl. 1 Mandel/kg Körpergewicht s. Blausäure

Sofort Erbrechen.

Antidot DMAP.

Bittermandelöl
Benzaldehyd, tödl. Dosis 50 g, s. Aldehyde

Haut und Augen spülen, Erbrechen, Lutrol.

Magenspülung.

Bittersalz
= Magnesiumsulfat, früher Abführmittel, s. Magnesium

Atemlähmung, Bewußtlosigkeit.

Erbrechen.

Magenspülung.

Blausäure
Cyanwasserstoffsäure, Cyankali, Ungeziefervertilgungsmittel, Chlorcyan, tödl. Dosis ab 0,5–1 mg/kg KG. Einfacher Nachweis: Einige ml Blut in Becherglas, Säure (Schwefel-, Salzsäure)

Typischer Bittermandelgeruch der Ausatmungsluft, Kratzen im Hals, tiefes Atmen, Angstgefühl, Speichelfluß, Erbrechen, Schwindel, oder: sofortige Bewußtlosigkeit mit oder ohne

Sofortige Klinikeinweisung! Falls Gift geschluckt wurde, sofort Erbrechen herbeiführen. Frischluft, Sauerstoffbeatmung, Vorsicht vor Vergiftung der Helfer (Gift

Unbedingt sofort 1 Amp. (3,5 mg/kg) DMAP = 4 Dimethylaminophenol i. v. (oder i. m.), anschließend 50–100 ml 10% Natriumthiosulfatlösung. Plasmaersatzpräparat, Natriumbikarbonat

Vergiftungsmöglichkeiten	Symptome	Sofortmaßnahmen	Therapie
dazu, das entweichende HCN mit Drägerschem Spürröhrchen nachweisen.	Krämpfen, anfangs hellrote Hautfarbe, später Atemlähmung, blaue Lippen, Herzstillstand (4–5 min. nach Atemstillstand).	dringt durch die Haut!), Antidot besorgen! Bei Bewußtlosen 1 Amp. DMAP (i. m.).	(Säuren-Basen-Gleichgewicht), evtl. Herzmassage.

Blei

selten akute, meist chron. Vergiftung durch Einatmen v. Bleiverbindungen.	Speichelfluß, Metallgeschmack, Übelkeit, Erbrechen, Blutdruckanstieg, Pulsabfall, Untertemperatur, Schock, kalter Schweiß, Atemnot, später Lähmungen.	Sofort Erbrechen, Natriumsulfatgabe, Kohle, Haut reinigen, warme Getränke (bei Verschlucken v. Bleisalzen).	Magenspülung, Calcium-EDTA oder Metalcaptase, Atropin und Buscopan bei Koliken, Valium bei Krämpfen.

Bleichmittel

s. Borsäure (Natriumperborat), Chlorsalze, Chromate, Cyanate, Oxalsäure, Perschwefelsäure, Phosphate, Schwefeldioxyd, Silicate, Soda, Wasserstoffperoxyd		pH-Bestimmung (Laugen/Säuren), evtl. Eiermilch, Kohle.	s. Methämoglobinbildner, Reizgase, bei Zyaniden DMAP (4-Dimethylaminophenol) i. v.

Bleifarben

s. Blei(-chromate)	nur chronisch.		

Bleiglätte
Blei (II)-oxyd, gilt als relativ ungiftig

Blumendünger

evt. s. Nitrat		Nur Kleinkinder erbrechen lassen, Kohle.	Toluidinblau i. v. bei Methämoglobinämie.

Blutdrucksenkende Mittel

s. Hochdruckmittel		Kohle.	Plasma(expander).

Blutläusemittel
s. Nikotin

Blutzuckersenkende Mittel

s. Antidiabetika		Kohle, Zuckerwasser.	Glukose i. v.

Vergiftungsmöglich-keiten	Symptome	Sofort-maßnahmen	Therapie

Bodenreiniger
s. (Butyl)-Glykol, Laugen

Lutrol E 400.

Bodenwachs
15–20% Wachse, Paraffin, 70–75% Testbenzin, bzw. Terpentinöl, Seifen

Lutrol E 400, nicht erbrechen, Sab simplex.

Bohnen
weiße, grüne, Garten-Bohnen. Giftig sind nur ungekochte Bohnen. Gifte: Phasein (Albumin) und Phaseolunatin (blausäurehaltig) (s. dort), s. Abführmittel, rohe Früchte und Samen in großer Zahl giftig, s. Pflanzen (S. 175)

Erbrechen, Kohle.

Magenspülung, in Extremfällen DMAP-Gabe.

Bohnerwachs
s. Bodenwachs

Bor
(Borax, Borsäure, Natriumperborat). Auch kleinste Mengen können, über die Haut aufgenommen, giftig wirken, s. auch Reizgase

(Blutiger) Brechdurchfall, Übelkeit, Schwindel, Kopfschmerzen, Erregung, Krämpfe, Lähmungen, Bewußtlosigkeit, Atemnot, Blutdruckabfall, Herzjagen, Nieren-Blutschäden, Tod.

Beatmen, viel trinken und sofort erbrechen lassen, Kohle-, Natriumsulfatgabe, Haut und Augen spülen, Ruhe, Wärme.

Sofort Magenspülung mit 2%iger Natriumbikarbonatlösung, Kohle, Natriumsulfat, Valium bei Erregung, Plasma(expander), Calciumgluconat i. v., nach Einatmen s. Reizgase, forcierte Diurese, Dialyse.

Borax
s. Bor

Borsäure
tödl. Dosis ab 5 g. Säuglinge ab 2 g, s. Bor

Vergiftungsmöglichkeiten	Symptome	Sofortmaßnahmen	Therapie

Botulismus

Chlostridium botulini, lebt unter Luftabschluß, geht durch 15 min Kochen zugrunde, in Fisch, Käse, Wurst, Früchte-, Fleisch- und Gemüsekonserven, gifthaltige Lebensmittel weisen meist äußerlich keine Veränderungen auf, säuerlicher Geruch oder Gasbildung durch Begleitbakterien! Schnelle Giftaufnahme durch Mund, Haut und über Atemwege	Symptomfreies Intervall 12–48 Std (maximal 14 Tage), Übelkeit, Erbrechen, Mundtrockenheit, starker Durst, Kopfschmerzen, Lichtempfindlichkeit, Augenmuskellähmung (Schielen, Hängen der Augenlider), Augenflimmern, Sprach- u. Schluckstörungen, Muskelschwäche am Hals, dann an Extremitäten, Verstopfung, Herzjagen, Atemlähmung, Reflexlosigkeit, Herzstillstand. Kein Fieber, meist kein Durchfall.	Sofortige Giftentfernung (s. Lebensmittelvergiftung), Kohle.	Bei Verdacht sofort Botulismus-Antitoxinserum (initial 200–400 ml i. v.), Plasma(expander), Intubation, künstl. Beatmung, künstl. Diarrhoe (Bifiteral), Mestinon, Klinikeinweisung.

Brandgase

Bei Bränden freiwerdende Gase wie Kohlenmonoxyd (s. dort). Kohlendioxyd, Reizgase, Nitrose Gase s. Gasvergiftung. Bei Verbrennung von Kunststoffen (Filmen, Flugzeugen, Haushaltsgeschirr aus PVC u. a.) wird Blausäure frei, s. dort		Frischluft, Sauerstoff, Ruhe, Wärme, Auxilosonspray.	Giftblut zum Nachweis asservieren. Einfacher Nachweis für HCN, das bei allen schwelenden (O_2-Mangel) Bränden von Kunststoffen, Wolle, Baumwolle frei wird: einige ml Blut in Becherglas, Säure (Schwefel-, Salzsäure) dazu, das entweichende HCN mit Drägerschem Spürröhrchen nachweisen evtl. DMAP-Gabe.

Bremsflüssigkeit

s. Glykol		Sofort Erbrechen, Lutrol, Auxilosonspray, beatmen.	Magenspülung, Hämodialyse!

Brennspiritus

s. Alkohol (vergällter)

Vergiftungsmöglich-keiten	Symptome	Sofort-maßnahmen	Therapie
Brom tödl. Dosis 1 ml, s. Reizgase, geschluckt viel harmloser als ein- geatmet	Hautgeschwüre, Übel- keit, Erbrechen, Erre- gung, Lähmungen, Schock, Lungenödem.	Sofort (Eier-)Milch oder Stärke-Lösung trinken und erbre- chen lassen, Kohle, Haut (mit Milch) und Augen spülen.	s. Reizgase. Forcierte Diurese!
Bromaceton, Brom-wasserstoff s. Brom			
Bromacil Nur in Extremfällen giftig (Uracilderivat)			
Bromchlorophen s. Phenol		Eiermilch, Haut und Augen spülen.	Magenspülung.
Bromide s. Schlafmittel		Kohle, beatmen.	Magenspülung, Plas- ma(expander).
Bromophos s. Phosphorsäureester		Erbrechen, Kohle, Haut und Augen spülen.	Magenspülung, hoch- dosiert Atropin.
Brompyrazon gilt als relativ ungiftig, s. Lösungsmittel			
Bronzepulver Aluminium: Al in Xylol Gold: Cr, Zn in Benzin Silber: Cr, Zn, Ni in Benzin, s. Lösungsmit- tel, Metallvergiftung		Haut (Lutrol E 400) und Augen reinigen, Paraffinölgabe, Au- xilosonspray.	
Brucin s. Strychnin			

Vergiftungsmöglich-keiten	Symptome	Sofort-maßnahmen	Therapie
Brunnenwasser s. Nitrate	Methämoglobinämie.	Kleinkinder erbrechen lassen.	Bei Methämoglobinämie Toluidinblau i. v. (2 mg/kg Körpergewicht).
Buchweizen, echter enthält Fagopyrin, das Lichtempfindlichkeit der Haut (wie ein Sonnenbrand) und in sehr hoher Dosierung Leberschäden hervorruft		Erbrechen, Kohle.	Magenspülung.
Butan	Narkose, Atemlähmung.	Beatmen, Sauerstoff.	
Butanol s. Alkohol			
Butaperazin s. Phenothiazine			
Butylglykol s. Glykol		Lutrol E 400.	Antidot Physostigmin.
Butyrophenone Neuroleptikum	Müdigkeit, Atemlähmung, Schock.	Kohle, beatmen.	Magenspülung, Kohle, Antidot Physostigmin.
Cadmium tödl. Dosis 30 mg (lösliche Salze), Reizgase	Übelkeit, Brechdurchfall, Speichelfluß, Schock, nach Einatmen Metallgeschmack, Schwindel, Erbrechen, nach 12–36 Std Lungenödem, Nieren-Leberschäden.	Eiermilch trinken, erbrechen, Natriumsulfat, Kohle, Auxilosonspray.	Magenspülung, DTPA, Plasma(expander) inhalatorisch: sofort Sulfactin, besser DMPS (nicht nach oraler Vergiftung!), Valium bei Krämpfen.
Calcium s. Laugen, Düngemittel, Frostschutzmittel, Enthaarungsmittel	Örtliche Verätzung, nach Injektion Schweißausbruch, Blutdruckabfall, Schock.	Milch trinken, erbrechen, weiteres s. Laugen (Auge spülen mit Wasser oder physiologischer Kochsalzlösung). Nach Injektion Bei-	Cortison i. v., Plasma(expander).

Vergiftungsmöglich-keiten	Symptome	Sofort-maßnahmen	Therapie
		ne hochlagern, unblutiger Aderlaß durch Anlegen einer Staubinde, z. B. an beiden Oberschenkeln.	
Calciumhydroxyd s. Laugen			
Captafol Phthalsäurederivat	Örtliche Haut- und Schleimhautschädigung.	Augen und Haut mit lauwarmem Wasser spülen.	
Captan Phthalsäurederivat	Örtliche Haut- und Schleimhautreizung.	Haut und Augen spülen.	
Carbamate Schädlingsbekämpfungsmittel. Einige Stoffe werden leicht durch die Haut aufgenommen	Sofort einsetzend und rasch wieder abklingend. Übelkeit, Erbrechen, Darmkrämpfe, Schweißausbruch, Schwindel, Sehstörungen, enge Pupillen, Herz- und Atemstillstand.	Sofort Erbrechen, Kohlegabe, Haut mit Lutrol E 400 spülen.	Magenspülung, Atropin i. v. (1–5–10 mg i. v.) Wiederholung bis Symptome verschwinden. Kein Toxogonin.
Carbaryl s. Carbamate			
Carbetamid s. Carbamate			
Carbolineum	Narkose, Magen-Darmreizung, Schock.	Beatmen, Lutrol E 400, Paraffinöl.	Plasma(expander).
Carbonsäureester s. Reizgase, Lösungsmittel, Methanol, giftig sind besonders die halogenierten Carbonsäureester.	Übelkeit, Brechreiz, Erregung, Rausch, Bewußtlosigkeit, Kehlkopfschwellung, Lungenödem, Atemnot.	Kein Erbrechen, Kohle, Natriumsulfat, Paraffinöl, Frischluft, Ruhe, Wärme, Auxilosonspray.	Magenspülung (möglichst nach Intubation). Paraffinölinstillation, Kohle.
Carbonsäuren, chlorierte s. Säuren		pH-Bestimmung, Eiermilchgabe.	
Carbonylchlorid s. Phosgen		Auxilosonspray.	

Vergiftungsmöglichkeiten	Symptome	Sofortmaßnahmen	Therapie
Carbophenothion s. Phosphorsäureester			Magenspülung, hochdosiert Atropin.
Cheliodonin	Blutige Brechdurchfälle, Schock.	Sofort viel trinken und erbrechen lassen, Kohle, Natriumsulfat, Schockvorsorge, beatmen.	Plasmaexpander, Valium bei Krämpfen.
Chemische Kampfstoffe s. Tränengas, CS-Gas, Nasen-Rachen-Reizstoffe, Lungenkampfstoffe, Hautkampfstoffe, Nervenkampfstoffe, Blausäure, Psychokampfstoffe.		Haut u. Augen spülen, Auxilosonspray.	Antidot Auxiloson, Natrium-Thiosulfat, Toxogonin, Atropin bzw. DMAP od. Physostigmin.
Chem. Reinigung s. Lösungsmittel (Tetrachloräthylen = Halogenkohlenwasserstoff)			
Chinidin s. Chinin			
Chinin Grippemittel, Abtreibungsmittel, Herzmittel (Chinidin) in bitteren (,,trockenen") Getränken.	Benommenheit, Nebel- oder Farbensehen, Erblindung, Ohrensausen, Übelkeit, Erbrechen, Durchfall, Herzjagen, Herzrhythmusstörungen, Herzstillstand, Schock, Allergie, Blutungsneigung, Nierenversagen.	Sofort Erbrechen, Kohlegabe, Schockprophylaxe, bei Herzstillstand Herzmassage und Beatmung.	Plasmaexpandergabe, Kaliumgabe. Alupent bei Bradykardie (halbstündlich 1/2 Tabl.). Forcierte Diurese!
Chinoline s. Chinin			
Chinomethionat Chinoxalin, nur in Extremfällen giftig			

Vergiftungsmöglichkeiten	Symptome	Sofortmaßnahmen	Therapie
Chinothionat Chinoxalin, nur in Extremfällen giftig			
Chlor Bleich- und Desinfektionsmittel, Gas und Reizgase	Heftigster Husten, Atemnot, blaue Lippen, Lungenödem, Schock, Kehlkopfkrampf, Atem- oder Herzstillstand, örtlich Schleimhautreizung.	s. Gasvergiftung, Kleider entfernen, Frischluft, Sauerstoffbeatmung, Wärme, Auxiloson-Spray, Ruhe.	Cortison i. v., Codein bei Husten, Lasix i. v., Herzglykoside sedieren
Chloral(hydrat)	Haut u. Augen reizend, Narkose, Herz-, Leber-, Nierenschäden.	Giftentfernung.	
Chlorbensid s. Halogenkohlenwasserstoffe		Lutrol E 400, Auxilosonspray.	
Chlorbenzaldehyd	Haut- u. Augenverätzung, Lungenödem, Krämpfe, Leber-, Nierenschäden.	Giftentfernung von d. Haut (Lutrol E 400) u. den Augen, Paraffinöl, Auxilosonspray.	Magenspülung, erst nach Intubation, Valium b. Krämpfen.
Chlorbufam s. Carbamate		Sofortige Giftentfernung!	Hochdosiert Atropin.
Chlordan s. Halogenkohlenwasserstoffe		Lutrol, Auxilosonspray.	
Chlordiazepoxyd s. Psychopharmaka			Antidot Physostigmin.
Chlorfenson s. Halogenkohlenwasserstoffe		Lutrol, Auxilosonspray.	
Chlorfenvinfos s. Phosphorsäureester		Giftentfernung.	Hochdosiert Atropin.

Vergiftungsmöglichkeiten	Symptome	Sofortmaßnahmen	Therapie
Chlorierte Kohlenwasserstoffe s. Halogenkohlenwasserstoffe			
Chloriertes Camphen s. Halogenkohlenwasserstoffe		Lutrol E 400.	
Chlorkalk s. Laugen		pH-Bestimmung, (Eier-)Milch, Lutrol E 400.	
Chlorkohlenwasserstoffe s. Halogenkohlenwasserstoffe			
Chloroform unter Luftzutritt Zersetzung in Phosgen (s. Reizgase), tödl. Dosis ab 10–30 ml. Ebenso Tetrachlorkohlenstoff, tödl. Dosis ab 2–4 ml	Örtliche Reizung, Schwindel, Übelkeit, (blutige) Brechdurchfälle, Erregungszustände, Krämpfe, Blutdruckabfall, Atemlähmung, Herzflimmern, später Leber- u. Nierenversagen.	Sofort Frischluft, Vorsicht bei Auslösen von Erbrechen wegen Gefahr des Einatmens von Erbrochenem und Blutdruckabfalls, Lutrol-, Kohle- und Natriumsulfatgabe, Haut und Augen spülen, warm halten, Schockprophylaxe, evtl. Herzmassage.	Magenspülung nur nach Intubation, Plasmaexpander, Hämodialyse!
Chlorophacinon Indandion s. Cumarine	Einmalige Aufnahme ungiftig.	Erbrechen, Kohle.	Magenspülung, Konakion.
Chlorphenamidon Anilinderivat	Haut- und Schleimhautreizung, Erregung, Methämoglobinämie.	Giftentfernung durch Erbrechen.	s. Anilin
m-Chlorphenol, p-Chlorphenol	Haut-, Augenverätzung, Lungenödem, Hautresorption, Lähmungen, Nierenschädigung, Alkoholunverträglichkeit, Magen-Darmreizung nach Verschlucken.	Kleider entfernen, Haut mit Lutrol E 400 reinigen, Paraffinöl, Auxilosonspray, Alkohol meiden.	Magenspülung mit Paraffinöl.

Vergiftungsmöglich-keiten	Symptome	Sofort-maßnahmen	Therapie

Chlorphenothan
tödl. Dosis 0,1 g/kg
(ölige Lösung), s. Ha-logenkohlenwasser-stoffe

Luthrol E 400.

Chlorpikrin

| | Haut-, Augen- u. Lungenreizung, Narkose, Methämoglobinbildner, Leber-, Nierenschädigung. | Haut (mit Lutrol E 400) u. Augen spülen, Auxilosonspray, Paraffinöl. | Plasma(expander), Azidoseausgleich, Klinik! |

Chlorpromazin
s. Phenothiazine

Kohle, beatmen. — Magenspülung, Physostigmin.

Chlorpropham
s. Carbamate

Sofortige Giftentfernung. — Magenspülung, hochdos. Atropin.

Chlorprothixen
gefährl. Dosis ab 2 g, s. Phenothiazine

Kohle, beatmen. — Magenspülung, Physostigmin.

Chlorstickstoff
= Stickstofftrichlorid, s. Nitrose-Gase

Auxilosonspray.

Chlorsulfonsäure

| | Haut-, Augen- u. Lungenreizung. | (Eier-)Milchgabe, Haut mit Lutrol E 400 reinigen, Auxilosonspray. | |

Chlorthion
s. Phosphorsäureester

Giftentfernung. — Magenspülung, hochdos. Atropin.

Chlorwasserstoff
s. Chlor

Auxilosonspray.

Cholinesterase-Hemmstoffe
s. Phosphorsäureester

Chrom
s. Säuren, tödl. Dosis ab 1 g

| | Gelb-grüner Schorf, örtliche Schleimhautschädigung, Brechdurchfall (blutig), | Haut sofort waschen, wenn möglich mit 5%iger Natriumhyposulfitlösung oder | Sofort Magenspülung mit Eiermilch-Zusatz, forcierte Diurese, Calcium-EDTA, Sulfac- |

Vergiftungsmöglichkeiten	Symptome	Sofortmaßnahmen	Therapie
	Schock, Blutungsneigung, Nierenversagen, Krämpfe, Bewußtlosigkeit.	10%iger Ca-Na$_2$ EDTA-Lösung, Lutrol, viel trinken.	tin bzw. DMPS.

Chromreinigungsmittel
s. Laugen (Salmiakgeist)

(Eier)milch, Lutrol.

Chromsäure
s. Chrom

Eiermilch, Lutrol.

Chromschutz
s. Benzin.

Lutrol E 400.

Chromschwefelsäure
s. Chrom

Ciguatera-Toxin
in Seefischen tropischer Meere (Karibik). Das Toxin stammt ursprünglich von Algen und wird im Verlauf der Nahrungskette in den Fischen angereichert

Schlaflosigkeit, Angstzustände, Übelkeit, Taub- u. Pelzigsein um Mund, Zunge, Rachen, Schüttelfrost, Fieber, Magen-Darm-Beschwerden, Krämpfe, Atemstörungen.

Erbrechen lassen, Kohle, Natriumsulfat, beatmen.

Symptomatisch, hochdosiert Atropin, Valium bei Krämpfen.

Citrat

Krämpfe, Kammerflimmern.

Herzmassage, beatmen.

Calcium i. v.

Clophen

Lungenreizstoff, Nieren- u. Leberschäden.

Haut mit Lutrol E 400 reinigen, Paraffinöl, Auxilosonspray.

CO-Vergiftung
s. Kohlenmonoxyd

Frischluft.

Sauerstoff (Überdruck).

Coca-Cola
s. Coffein

Cocain
s. Aufputschmittel

Kohle.

Magenspülung, Physostigmin.

Vergiftungsmöglichkeiten	Symptome	Sofortmaßnahmen	Therapie
Cocoi-Gift Gifte der Farbfrösche (Dendrobatidae), Pfeiffrösche (Leptodactyline), des Pfeilgiftfrosches (Phyllobates Bicolor)	Zentral ausgelöste Krampfwirkung, irreversible Blockierung des Nervensystems, Atemlähmung.	Klinikeinweisung.	Symptomatisch. Beatmung.
Codein tödl. Dosis ab 0,5 g s. Opiate		Kohle, beatmen.	Magenspülung, Lorfan.
Coffein in Kaffee, Mokka, Tee, Coca-Cola, Stärkungsmitteln (Aktivanad), Schmerzmitteln, tödl. Dosis 60 mg/kg K.G. i. v., oral ab 1 g. Ebenso Theophyllin, enthalten in Asthmamitteln, Herz-Kreislaufmitteln (Euphyllin, Cordalin). Ebenso Theobromin	Schwindel, Erbrechen, Durchfall, heiße Haut, starke Erregung, Halluzinationen, Muskelzittern, epileptische Krämpfe, Lähmungen, Herzjagen, schnelle Atmung, Atemnot, Herz-Kreislaufversagen, Atemlähmung.	Sofort Erbrechen auslösen, jedoch nicht mehr, wenn schon Krämpfe und Herzjagen bestehen (Krampfneigung!), Kohlegabe, Schockprophylaxe, 10 mg Valium, beatmen, abkühlen.	Magenspülung nach Intubation, evtl. Curarisierung, stark sedieren (20 bis 30 mg Valium oral, oder 10 mg i. v.), Plasma(expander)gabe. Kein Adrenalin! Hämodialyse.
Colchicin Alkaloid, Herbstzeitlose (tödl. Dosis 2–5 g), Zytostatikum, Gichtmittel	Nach Latenz (2–6 Std) Brennen im Mund, Übelkeit, Erbrechen, Darmkrämpfe, wäßrige, evtl. blutige Durchfälle, Durst, Atemnot, Halluzinationen, Angst, Lichtscheu, Gefühlsstörungen, Lähmungen, Krämpfe, Untertemperatur, Herzjagen, Herzrhythmusstörungen, Schock, Atemlähmung.	Sofort erbrechen lassen, Kohle, Natriumsulfatgabe, Schocklagerung, Wärme, warmen Tee oder Kaffe trinken lassen, Frischluft.	Magenspülung mit Kaliumpermanganat, Plasma(expander)gabe, bei Krämpfen Valium, gegen Darmspasmen Atropin (1 mg 2stündlich s. c.), kein Opium, künstl. Beatmung.
Colophonium Harze		Lutrol E 400.	

Vergiftungsmöglich-keiten	Symptome	Sofortmaßnahmen	Therapie
Coniin tödl. Dosis 0,5 g	Sofort Speichelfluß, Übelkeit, Erbrechen, später trockener Mund, Durst, Schluckbeschwerden, Durchfall, Seh- u. Hörstörungen, Atemnot, Untertemperatur, Herzrhythmusstörungen, langsamer Puls, von den Beinen aufsteigende Lähmung, Atemlähmung.	Sofort viel (Kaliumpermanganatlösung) trinken und erbrechen lassen, Kohle und Natriumsulfat, beatmen.	Sofort Magenspülung mit Kaliumpermanganatlösung. Forcierte Diurese! Plasma(expander).
Cortison Nebennierenrindenhormon ACTH, Hypophysenvorderlappenhormon	Bei einmaliger massiver Überdosierung (Grammdosen) keine Nebenwirkungen zu erwarten. Bei wiederholter Gabe: Erregung, Psychose, Blutdrucksteigerung, Krämpfe, Ödeme (Lungenödem).	Keine Maßnahmen nötig.	Symptomatisch (Kaliumsubstitution).
CPAS s. Halogenkohlenwasserstoffe		Lutrol E 400, Auxilosonspray.	Magenspülung.
Crotonöl, Crotonaldehyd Samenkörner, Abführmittel, Hautresorption	Örtlich Rötung und Blasenbildung, Schmerzen, Erbrechen, Durchfall, Darmkrämpfe, Kopfschmerzen, Halluzinationen, Benommenheit, Atemlähmung, Schock.	Erbrechen lassen, Kohlegabe, (kein Natriumsulfat!), Paraffinöl, Eiermilch, Haferschleim, evtl. Haut mit Lutrol E 400 spülen.	Plasmaexpander, beatmen, Magenspülung. Nach Intubation, Valium bei Krämpfen.
CS-Gas (o-Chlor-benzylidenmalodinitril), Tränengas der Polizei und militärischer Übungskampfstoff	Sofortiger Nasenreiz mit heftigen Schmerzen. Sekunden später Augenreiz, Tränenfluß, Brennen an allen	In frischer Luft klingen Symptome in 5–15 min ab, Augenbindehautentzündung in 25–30	Bleiben Brustschmerzen länger als 2 Std (retrosternal) bestehen, Gefahr eines toxischen Lungenödems.

Vergiftungsmöglichkeiten	Symptome	Sofortmaßnahmen	Therapie
	feuchten Hautstellen, Nasenlaufen, Rachenreiz, Husten, Atembeschwerden, „Luft bleibt weg", Schmerzen hinter dem Brustbein, Engegefühl, Nebenhöhlenreiz → Kopfschmerz, Druck.	min. Nicht waschen! Haut u. Augen mit 16%iger Natriumbikarbonatlösung (Isogutt) spülen, nicht waschen od. duschen f. 6 Std. Sofort bei Hustenreiz Auxiloson (5 Hübe alle 10 min).	Sofort bei Hustenreiz Auxiloson (5 Hübe alle 10 min).
Cumachlor, Cumafuryl s. Cumarine	Einmalige Aufnahme harmlos.	Erbrechen, Kohle.	Magenspülung, Konakion.
Cumarine Schädlingsbekämpfungsmittel, Vitamin K-Antagonist, einmalige Vergiftung harmlos, mehrmalige Aufnahme kleiner Mengen jedoch gefährlich	Hirn-, Magen- oder Nierenblutung, Schock, Blutarmut.	Erbrechen, Kohle. Zufuhr von Vitamin K$_1$: stündlich 10 Tropfen Konakion einnehmen. Schockprophylaxe.	Plasmaexpander, Bluttransfusion, Kontrolle der Prothrombinzeit (Quickwert).
Cumatetralyl s. Cumarine			
Cumol Hautresorption, Lebergift.	Haut-, Augen- u. Lungenreizung, Narkose, Krämpfe, Atemlähmung.	Haut (mit Lutrol E 400) u. Augen spülen.	Klinik!
Curare Wirkdauer 20–30 min Pfeilgift	Lähmung aller Muskeln, auch der Atemmuskulatur bei vollem Bewußtsein, Erstickung, Schock, Krämpfe.	Sofort künstl. Beatmung, evtl. mit Sauerstoff.	Intubation und Beatmung, bei Suxamethonium und Dekamethonium kann Physostigmin (s. S. 182) als Gegenmittel gegeben werden.
Cyanamid Kunstdünger, durch gleichzeitige Alkoholeinnahme Gifteinwirkung potenziert! s. Laugen	Örtliche Hautschädigung, Schwindel, blauroter Kopf, Übelkeit, Schweißausbruch, Herzjagen, Schock, Krämpfe, Bewußtlosigkeit.	Haut und Augen sofort gründlich spülen; nach Schlucken des Giftes sofort Kohle und Natriumsulfat, flach lagern, beatmen.	Magenspülung.

Vergiftungsmöglich-keiten	Symptome	Sofort-maßnahmen	Therapie
Cyanate, Cyansäure	Örtl. Reizwirkung.	Haut u. Augen spülen, Auxilosonspray.	
Cyanide, Cyankali, Cyansäure s. Blausäure		Sofort Giftentfernung.	Sofort Antidot DMAP i. v.
Cyanurchlorid, Cyanursäure s. Säuren	Starke örtliche Haut- u. Schleimhautreizung, Augenentzündung, Allergie (Asthma), Lungenwassersucht.	Haut mit Lutrol E 400 und Augen gründlich spülen, Kohle, Natriumsulfat, Frischluft, O_2, nach Einatmen Auxilosonspray (5 Hübe alle 10 min).	Therapie eines Lungenödems (Furosemid, Herzglycoside, Cortison).
Cyanwasserstoff = Blausäure (s. dort)		Sofort Giftentfernung.	Sofort DMAP.
Cyclohexan	Narkose, Atemlähmung, zentral nervöse Erregung.	Lutrol E 400, beatmen.	Plasma(expander).
Cytisin s. Coffein		Kohle.	Magenspülung, Plasma(expander).
Cytostatica s. Krebsmittel		Giftentfernung.	
2,4-D s. Phenoxycarbonsäuren		Lutrol E 400.	
Dalapon s. Säuren (chlorierte Carbonsäuren)		Eiermilch.	

Vergiftungsmöglichkeiten	Symptome	Sofortmaßnahmen	Therapie
Dauerwellenmittel s. Aliphatische Amine, Laugen, Sulfide		pH-Bestimmung (Laugen/Säuren). Eiermilch trinken.	Evtl. Calcium i. v. (Magnesiumvergiftung).
DDD Dichlordiphenyldichloräthan, s. Halogenkohlenwasserstoffe		Lutrol E 400.	Magenspülung, Plasma(expander).
DDT (Insecticid) Dichlordiphenyltrichloräthan, s. Halogenkohlenwasserstoffe, tödl. Dosis ab 10 g. Anreicherung in der Nahrungskette durch Fettlöslichkeit.	Nervöse Übererregbarkeit, Zuckungen bis Krämpfe wie Strychninvergiftung.	Giftentfernung.	Calcium 10% i. v., mehrmals 10 ml, Intubation, Beatmung, Magenspülung.
Decafentin s. Zinn			
Deiquat s. Dipyridinium	Erbrechen, Durchfall.	Sofort viel trinken, erbrechen, Haut reinigen.	Sofort toxikol. Spezialstation.
Dekalin (cis, trans)	Hautresorption, zentralnervöse Erregung, Methämoglobinbildung, Nierenschädigung.	Sofort Haut mit Lutrol E 400 reinigen, Augen spülen, Paraffinöl.	Toluidinblau i. v. 2 mg/kg.
Demeton s. Phosphorsäureester		Sofort erbrechen, Haut reinigen.	Magenspülung, hochdosiert Atropin.
Deodorantien s. Aluminium, Alkohol, Desinfektionsmittel, Phenol (Hexachlorophen), Säuren		Giftauskunft einholen, Kohle, Lutrol E 400.	
Depigmentierungsmittel s. Peroxyde, Quecksilber (Präzipitat), Wismut, s. Quecksilber!	Weißfärbung der Haut durch harmloses Sauerstoffemphysem.	Haut (mit Lutrol E 400) reinigen.	

Vergiftungsmöglich-keiten	Symptome	Sofortmaßnahmen	Therapie

Deseril retard
s. Mutterkornalkaloide

Desinfektionsmittel

Alkohol, Bleiacetat, Borsäure, Bromchlorophen, Calciumhydroxyd, Chlor, Formaldehyd, Hexamethylentetramin, Jod, Kaliumpermanganat, Kampfer, Oxychinolinsulfat, Phenole, Quartäre Ammoniumverbindungen, Rhodanide, Schwefeldioxyd, Silbernitrat	s. einzelne Gifte, örtlich Schmerzen, Verätzung, Atemnot, Schock.	Haut spülen (Lutrol E 400), Augen spülen, beatmen, pH-Bestimmung, Giftauskunft! Falls keine Tenside (hier Sab simplex!) enthalten, viel trinken, erbrechen.	Magenspülung, Paraffinöl, Kohle, Analgetika bei Schmerzen, Plasma(expander).

Desmetryn
nur in Extremfällen giftig, Triazin

Kohlegabe.

Dextramoramid
tödl. Dosis: geschluckt ab 200 mg, s. Opiate

Beatmen.

Antidot Lorfan.

DFDT
Difluordiphenyltrichloräthan, s. Halogenwasserstoffe

Lutrol E 400.

Diabetes-Mittel
s. Antidiabetika

Coca-Cola, Zuckerwasser.

Glukose i. v.

Dialifor
s. Phosphorsäureester

Erbrechen, Kohle, Haut u. Augen spülen.

Magenspülung, hochdosiert Atropin.

Diallat
s. Carbamate

Erbrechen, Kohle.

Magenspülung, hochdosiert Atropin.

Diazepam
s. Psychopharmaka

Schocklagerung, Kohle.

Magenspülung.

Vergiftungsmöglich-keiten	Symptome	Sofortmaßnahmen	Therapie
Diazinon s. Phosphorsäureester		Erbrechen, Kohle, Haut u. Augen spülen.	Magenspülung, hochdos. Atropin.
Dibrom s. Phosphorsäureester		Erbrechen, Kohle, Haut u. Augen spülen.	Magenspülung, hochdos. Atropin.
Dichloräthan (1,1 und 1,2)	Haut- u. Augenverätzung, Magen-Darmreizung, Lungenödem, Narkose, Nerven-, Leber-, Nierengift.	Haut (mit Lutrol E 400) u. Augen spülen, Paraffinöl, Auxilosonspray, beatmen.	Magenspülung, Paraffinöl, Klinik!
p-Dichlorbenzol	Bewußtlosigkeit, Atemstillstand, Haut- u. Augenreizung.	Haut (mit Lutrol E 400) u. Augen spülen, Paraffinöl, beatmen.	Magenspülung, Paraffinöl.
Dichlorbenzol tödl. Dosis ab 15 g, s. Benzol	Haut- u. Augenreizung, Narkose.	Lutrol, beatmen.	Magenspülung.
Dichlorfenthion s. Phosphorsäureester		Haut u. Augen spülen, erbrechen.	Magenspülung, hochdos. Atropin.
Dichlorfluanid kaum giftiges Anilinderivat		Giftentfernung durch Erbrechen.	
Dichlormethan tödl. Dosis ca. 18 ml, s. Chloroform		Lutrol E 400, beatmen.	Magenspülung, Klinik!
Dichlorprop s. Phenoxycarbonsäuren		Erbrechen, Kohle, Paraffinöl, Lutrol E 400, Auxilosonspray.	Magenspülung, Paraffinöl, Xylocain, Klinik!

Vergiftungsmöglichkeiten	Symptome	Sofortmaßnahmen	Therapie
Dichlorvos s. Phosphorsäureester		Erbrechen, Kohle, Haut u. Augen spülen.	Magenspülung, hochdos. Atropin.
Dichtungsmittel s. (Äthylen) Glykol, Benzol (Styrol), Blei-(glätte), Laugen (Borax, Wasserglas), Magnesium, Metalle, Terpentinöl, Giftwirkung nur nach großen Mengen zu erwarten	Schleimhautverätzung, Atemlähmung.	Giftauskunft einholen! Kohle, Lutrol E 400, beatmen, erbrechen.	Magenspülung.
Dicidrin (Insektizid) s. Halogenkohlenwasserstoffe		Lutrol E 400, Auxilosonspray.	
Dicofol s. Halogenkohlenwasserstoffe		Paraffinöl, Lutrol E 400, Auxilosonspray.	
Dicrotophos s. Phosphorsäureester		Erbrechen, Kohle, Haut u. Augen spülen.	Magenspülung, hochdos. Atropin.
Digitalis s. Herzmittel, Herzglykoside		Erbrechen, Kohle.	Atropin bei Bradykardie, Xylocain, Klinik!
Dihydroergotamin s. Mutterkornalkaloide		Erbrechen, Kohle.	Magenspülung, Valium b. Krämpfen.
Dimefox s. Phosphorsäureester		Erbrechen, Kohle, Haut u. Augen spülen Lutrol E 400.	Magenspülung, hochdos. Atropin.
Dimetan s. Carbamate		Erbrechen, Kohle, Haut u. Augen spülen Lutrol E 400.	Magenspülung, hochdos. Atropin.

Vergiftungsmöglichkeiten	Symptome	Sofortmaßnahmen	Therapie
Dimethoat s. Phosphorsäureester		Erbrechen, Kohle, Haut u. Augen spülen Lutrol E 400.	Magenspülung, hochdos. Atropin.
Dimethylforfamid s. Lösungsmittel, gilt als relativ harmlos		Lutrol E 400.	
Dimethylsulfat tödl. Dosis ab 1 g, sehr giftige Flüssigkeit (Dampf!), s. Reizgase, Säuren	Einige Stunden nach dem Einatmen Reizung der Atemwege, Lungenwassersucht, Augenverätzung, Empfindungslosigkeit der Haut, Hautverbrennung 3. Grades, Krämpfe, Lähmungen, Bewußtlosigkeit, Schock.	Nach Schlucken sofort viel trinken und erbrechen lassen, nach Einatmen Auxilosonspray (5 Hübe alle 10 min), äußerste Ruhe, Wärme, Augen (mit Wasser) und Haut (mit Wasser und Seife) intensiv spülen, äußerst schonender Transport ins nächste Krankenhaus.	Therapie des Lungenödems (Cortison, Lasix, Herzglykoside) und der Verbrennungen. Augenarzt!
Dimethylsulfoxyd s. Lösungsmittel, gilt als relativ harmlos		Lutrol E 400.	
Dimetilan s. Carbamate		Erbrechen, Kohle, Haut u. Augen spülen Lutrol E 400.	Magenspülung, hochdos. Atropin.
Dinatriumphosphat	Augen- u. Hautreizung, Lungenwassersucht, Herzrhythmusstörungen, Calciummangeltetanie.	Haut u. Augen reinigen, erbrechen, Kohle, Schockvorbeugung.	Magenspülung, Kohle, Natriumsulfat, Xylocain, Calcium i. v.
m-Dinitrobenzol	Haut- u. Augenreizung, starkes Erbrechen, Hautresorption, Methämoglobinbildner, zentralnervöse Ausfälle, Leber-, Blutbildschädigung.	Haut mit Lutrol E 400, Wasser u. Seife reinigen, Augen spülen, sofortiges Erbrechen, Paraffinölgabe, beatmen.	Magenspülung, Paraffinöl, Kohle, Antidot Toluidinblau.

Vergiftungsmöglichkeiten	Symptome	Sofortmaßnahmen	Therapie
Dinitrokresol tödl. Dosis 0,3 g, s. Dinitrophenol		Erbrechen, Kohle.	Magenspülung.
Dinitrophenol tödl. Dosis 1 g, Giftaufnahme auch durch die Haut, ebenso: Dinobutan Dinocab Dinoseb Dinosebacetat Dinoterb	Kopfschmerzen, Übelkeit, Brechreiz, Schweißausbruch, Fieber, Durst, Atemnot, Erregung, Krämpfe, Herzrhythmusstörungen, zunächst Blutdruckanstieg, Lungenwassersucht, Schock, Atemlähmung, Allergie. Bei Anwendung im Sommer oft Verwechslung mit Hitzschlag.	Sofort viel Wasser oder 5%ige Natriumkarbonatlösung trinken und erbrechen lassen, Kohle, Natriumsulfat, Haut (mit Lutrol E 400) u. Augen sofort spülen, Frischluft, kalte Leibwickel, nach Einatmen sofort Auxilosonspray.	Sofort Magenspülung mit 5%iger Natriumbikarbonatlösung, Valium bei Krämpfen, Therapie des Lungenödems (Cortison, Herzglykoside/Lasix).
2,4-Dinitrotoluol	Magen-Darmreizung, Methämoglobinbildner, Hautresorption, Benommenheit, Lähmung.	Haut mit Lutrol E 400 Wasser u. Seife reinigen, Erbrechen, Paraffinöl, beatmen.	Magenspülung, Paraffinöl, Kohle, Antidot, Toluidinblau.
Diphenhydramin s. juckreizstillende Mittel		Antidot, Kohlegabe, Physostigmin.	
Dioxathion s. Phosphorsäureester		Erbrechen, Kohle, Haut u. Augen spülen.	Magenspülung, hochdos. Atropin.
Dioxin s. TCDD			
Diphosgen s. Phosgen		Sofort Auxilosonspray.	Klinik!
Dipyridinium Herbizid	Brechdurchfall, nach einer Latenzzeit von 2 Tagen: örtl. Kolliquationsnekrosen wie bei	Haut sofort mit Lutrol oder Wasser spülen, Kohle- u. Natriumsulfatgabe,	Sofort Magenspülung mit Bentonit, tgl. 1 g Cortison i. v. zur Prophylaxe gegen Lun-

Vergiftungsmöglichkeiten	Symptome	Sofortmaßnahmen	Therapie
	Laugen, Nieren-, Leberschädigung, später Lungenentzündung (Lungenödem).	Darmeinläufe mit Bentonit, Auxilosonspray (stündlich 5 Hübe), Schockprophylaxe, Bettruhe, Wärme.	genveränderungen, forcierte saure Diurese, Hämoperfusion, forcierte Magen-Darmspülung mit 50 Liter Elektrolyt-Lösung pro die. Klinik!
Disulfiram (Antabus)	Mit Alkohol Gesichtsrötung, Atemnot, Herzrhythmusstörungen, Schock.	Erbrechen, Kohle, Natriumsulfat, beatmen.	Magenspülung, Plasma(expander).
Disulfoton s. Phosphorsäureester		Erbrechen, Kohle, Haut u. Augen spülen.	Magenspülung, hochdos. Atropin.
Diuretika s. Wassertreibende Mittel		Erbrechen, Kohle.	Elektrolytkontrolle.
Diuron gilt bisher als relativ ungiftig (Harnstoffderivat), s. Lösungsmittel		Lutrol E 400.	
DMDT Dimethoxydiphenyltrichloräthan, s. Halogenkohlenwasserstoffe		Lutrol E 400, Auxilosonspray.	
DNOC s. Dinitrophenol		Erbrechen, Kohle.	Magenspülung.
Dodemorph gilt bisher als ungiftig, s. Lösungsmittel		Lutrol E 400.	
Doktor-Fisch s. Ciguatera-Toxin			
Drogen-Entzugserscheinungen Alkohol, Schlafmittel, Opiate, Aufputschmittel. Psychopharmaka (Valium)	Verwirrtheit, Unruhe, Muskelkrämpfe, Knochen- u. Muskelschmerzen, hoher	Patienten hinlegen, auf regelmäßige Atmung achten, Wärme.	2 Amp. Aponal (oder 2 Amp. Calcium) i. m. bei Bedarf Wiederholung. Keine Opiate

Vergiftungsmöglichkeiten	Symptome	Sofortmaßnahmen	Therapie
	Blutdruck, heiße Haut, schneller Puls und schnelle Atmung, fiebriges Aussehen, Schweiß, Durchfall, Erbrechen, Schock, Tod.		(z. B. Polamidon).
Düngemittel Kaliumsalze, Laugen (Calciumoxyd), Mangansulfat (brauner Schorf), Selen, weißer Phosphor	Atemlähmung, Schock, Verätzung.	Beatmen, Schocklagerung.	Magenspülung, Plasma(expander).
E 605 tödl. Dosis ab 5 mg/kg KG, s. Phosphorsäureester		Erbrechen, Kohle, Haut u. Augen spülen.	Magenspülung, hochdosiert Atropin.
Eibe (Taxus baccata) Gifte: Alkaloide, Taxia und Ephedrin. Spuren von Blausäure. Zweigspitzen und Samenkeime gefährlich. Fruchtfleisch relativ ungiftig, s. Ätherische Öle	Brechdurchfälle, Erregung, Krämpfe, Atemlähmung, Schock, Herzrhythmusstörungen.	Sofort viel trinken und erbrechen lassen, Kohle, Natriumsulfat, beatmen, Schockprophylaxe.	Sofort Magenspülung mit Kaliumpermanganatlösung (1%ig), Plasmaexpander.
Eierfarben, ungiftig			
Einweichmittel s. Waschmittel			
Eisen tödl. Dosis: Kinder ab 2 g, Erwachsene ca. 30 g	Brechdurchfall (blutig), Allergie, Schock, blaue Lippen, Lungenwassersucht, Krämpfe, Lähmungen, später Leber-Nierenschäden.	Sofort Eiermilch trinken, beatmen, Schockprophylaxe, Wärme.	Magenspülung, Desferal in Magensonde und i. v., Calcium-EDTA, Plasmaexpander, Hämodialyse!
Emulgatoren, untoxisch			

Vergiftungsmöglichkeiten	Symptome	Sofortmaßnahmen	Therapie
Endosulfan s. Halogenkohlenwasserstoffe		Lutrol E 400, Auxilosonspray.	Magenspülung.
Endothion s. Phosphorsäureester		Erbrechen, Kohle, Haut u. Augen spülen.	Magenspülung, hochdos. Atropin.
Endrin s. Halogenkohlenwasserstoffe	Haut-, Augen-, Magen-Darmreizung, Krämpfe.	Lutrol E 400, Auxilosonspray.	Magenspülung.
Entfärber Schwefeldioxyd, Sulfite, s. Reizgase (Schwefelwasserstoff), Säuren		Sofort Auxilosonspray, Eiermilch.	
Entfroster Äthylenglykol, Alkohol, Methanol, s. Nitrite		Sofort Erbrechen, Kohle.	Magenspülung, Dialyse!
Enthaarungsmittel s. Laugen, Sulfide, Thalliumacetat	Örtliche Reizwirkung.	Viel trinken und erbrechen lassen, Kohle- und Natriumsulfatgabe.	Zusammensetzung erfragen (Thallium!).
Entkalker (Ameisensäure, Essigsäure, Salzsäure), s. Säuren		Sofort Eiermilch trinken lassen.	Plasma(expander), Klinik!
Entlaubungsmittel s. Herbizide		Erbrechen, Kohle, Lutrol E 400.	Magenspülung.
Entrostungsmittel s. Säure (evtl. Laugen), Benzin			
Entzugserscheinungen s. Drogen-Entzugserscheinungen			Sedieren mit Aponal, Valium.

Vergiftungsmöglichkeiten	Symptome	Sofortmaßnahmen	Therapie
Ephedrin tödl. Dosis ab 1 g, s. Adrenalin		Schockvorbeugung.	
Epoxydharze	Haut-, Augen-, Lungenreizung.	Haut mit Lutrol E 400, Wasser u. Seife reinigen, Erbrechen, Paraffinöl, Augen spülen, Auxilosonspray.	Magenspülung, Lutrol E 400.
Ergotamin tödl. Dosis 10 mg, s. Mutterkornalkaloide		Erbrechen.	Plasma(expander).
Esbit Hexamethylentetramin, das bei Verbrennen unter Sauerstoffmangel zu Blausäure wird	s. Blausäurevergiftung	evtl. DMAP i. m.	DMAP i. v.
Essigsäure tödl. Dosis 20–50 ml 96%ig. Essigsäure 50–80%ig. Salze und Ester, Amylacetat = Zaponlack, Essigsäureanhydrid	Starke Blutzersetzung, Schock, Lungenwassersucht, Blutungsneigung, Nierenversagen.	Sofort Eiermilch trinken lassen, Schockvorbeugung, beatmen.	Plasma(expander), Azidosetherapie (s. Säuren), Hämodialyse, Gerinnungsstatus. Klinik!
Ester Alkohole u. organ. Säuren	Haut- u. Schleimhautreizung, Erregung, Narkose, Leber- u. Nierenschädigung, Lungenödem.	Haut u. Augen reinigen, Kohle, Natriumsulfat, beatmen.	Magenspülung.
Ethion s. Phosphorsäureester		Erbrechen, Kohle, Haut u. Augen spülen.	Magenspülung, hochdos. Atropin.
Eukalyptusöl s. Ätherische Öle		Lutrol E 400.	
Farbfrösche (Dendrobatidae) s. Cocoi-Gift			

Vergiftungsmöglich-keiten	Symptome	Sofort-maßnahmen	Therapie
Farbstoffe bei einmaliger Aufnahme von Lösungen meist ungiftig, nur nach Einnahme großer Mengen fester Substanzen und durch Lösungsmittel (s. Methanol) Giftwirkung zu erwarten	Brechdurchfall, örtliche Haut- und Schleimhautverätzung.	Trotz der intensiven Farbverschmutzung normalerweise bis auf die Gabe von Kohle und Natriumsulfat keine weiteren Maßnahmen, nur nach großen Mengen (feste Stoffe) sowie bei unbekannten Lösungsmitteln viel trinken und erbrechen lassen.	Nur in Extremfällen Magenspülung, Giftauskunft!
Fenchelöl tödl. Dosis ab 10 ml, s. Ätherische Öle		Lutrol E 400.	
Fenchlorphos s. Phosphorsäureester		Erbrechen, Kohle, Haut u. Augen spülen.	Magenspülung, hochdos. Atropin.
Fenitrothion s. Phosphorsäureester		Erbrechen, Kohle, Haut u. Augen spülen.	Magenspülung, hochdos. Atropin.
Fenoprop s. Phenoxycarbonsäuren		Paraffinöl, Lutrol E 400.	Magenspülung.
Fensterkitt relativ ungiftige Kreide und Öle, evtl. Zusatz von 20% Bleiglätte, 5% (Äthylen) Glykol		Viel trinken, erbrechen lassen, Kohle, Giftauskunft einholen.	
Fensterputzmittel s. Lösungsmittel (Alkohol, Aceton, Benzin, Netzmittel), Laugen (Ammoniak), Fluor, Waschmittel	Örtliche Reizwirkung.	Viel trinken, Lutrol E 400.	Calcium i. v., Magenspülung, Giftauskunft!
Fensulfothion s. Phosphorsäureester		Erbrechen, Kohle, Haut u. Augen spülen.	Magenspülung, hochdos. Atropin.

Vergiftungsmöglichkeiten	Symptome	Sofortmaßnahmen	Therapie
Fenthion s. Phosphorsäureester		Erbrechen, Kohle, Haut u. Augen spülen.	Magenspülung, hochdos. Atropin.
Fentinacetat, Fentinhydroxyd s. Zinn			
Ferbam nur in Extremfällen giftig, s. Thiocarbamate		Erbrechen, Kohle, Haut u. Augen spülen.	Magenspülung, b. Bed. Valium.
Feuerlöscher Äthan, Aluminiumsalze, Magnesiumsalze, Methan (Phosgenfreisetzung), Methylhalogenide, Oxalsäure, Phenole, Phosgen, Schwefelsäure, Seifen, Tetrachlorkohlenstoff (nicht in der Bundesrepublik), Trichloräthylen, s. Reizgase (Phosgen: beschwerdefreies Intervall), Säuren, Laugen, s. Methylhalogenide	Brechdurchfall, Lungenwassersucht, Atemlähmung.	Frischluft, Haut reinigen, Erfrierungen steril abdecken, evtl. Auxilosonspray.	Valium i. v. bei Erregung, Giftauskunft.
Feuerwerkskörper Bariumperoxyd, Cadmiumsulfid, Kaliumchlorat, Metalloxyde, weißer Phosphor, Quecksilbersalze, Rhodanide, Schwefel, Thalliumnitrat	Brechdurchfall, Atemlähmung, Krämpfe.	Sofort viel trinken, dann erbrechen lassen. Haut spülen (mit Lutrol E 400 oder Kupfersulfatlösung), Kohle, Natriumsulfat.	Sofort Magenspülung mit 0,1%iger Kaliumpermanganatlösung, weiter wie Verbrennung, Giftauskunft.
Fiebersenkende Mittel s. Antipyretika			
Fieberthermometer s. Quecksilber. Nach Verschlucken keine Giftwirkung zu erwarten (erst ab 10 ml)		Verschüttetes Quecksilber mit Mercurisorb (s. M) binden und aufkehren, Haut mit Lutrol E 400 reinigen.	Röntgenkontrolle.

Vergiftungsmöglich-keiten	Symptome	Sofort-maßnahmen	Therapie
Filzstifte s. Lösungsmittel (Xylol, Methylglykol s. Formamid), ungiftige Xanthenfarbstoffe	Nur bei Nitrit-haltigen Stiften bei Kleinkindern Methämoglobinaemie.	Mund spülen, Kohlegabe.	
Fische s. Fleischvergiftung s. Aquariumfische, Tetroodon (Kugelfisch) s. Tetrodotoxin (Fugu), s. Petermännchen (Trachinus). Muräne besitzt Giftzähne mit Giftdrüsen, Knurrhahn (Trigla-Arten) Giftstachel, Stechrochen (Dasyatis) Giftstachel. Flußwels (Silurus) giftiges Blut s. Aal (Anguilla), giftiger Blutbarbe (Barbus), Rogen zur Laichzeit giftig (durch Kochen nicht zerstört). Seefische aus tropischen Meeren (Barracudas, Seebarsche, Deletorfische, Schnappern, Papageienfische) enthalten das sog. Ciguatera-Toxin (s. dort)	Lokale Schmerzen, Gewebstod, Schwitzen, Herzjagen, Bewußtlosigkeit, Krämpfe, Schock.	Stachel entfernen (ausschneiden), Alkoholumschläge, Soventol-Gel, evtl. beatmen.	Cortison i. v., Calcium, Plasmaexpander, Tetanusprophylaxe.
Fleckenentferner s. Alkohol, Lösungsmittelgemische, Oxalsäure, Tenside, Tetrachlorkohlenstoff, Trichloräthylen	(Blutige) Brechdurchfälle, Bewußtlosigkeit, Atemlähmung, Blutdruckabfall, unregelmäßiger Herzschlag, Dämpfe s. Reizgasvergiftung.	Frischluft, Sauerstoff, Augen und Haut (mit Lutrol E 400) spülen, s. Reizgase, Paraffinöl, Auxilosonspray.	Magenspülung, Paraffinöl. Sedieren mit Valium.
Fliegenköder s. Phosphorsäureester			

Vergiftungsmöglichkeiten	Symptome	Sofortmaßnahmen	Therapie
Fliegenkugel s. Phosphorsäureester			
Fliegenpilz (Ammanita muscaria) s. Muscarin			
Fliegenräucherkerzen s. Lindan			
Fliesenreiniger s. Laugen (Borax, Natriumhydroxyd), Säuren (Phosphorsäure, Salzsäure), Lösungsmittel (Benzin, Trichloräthylen)		pH-Bestimmung, (Eiermilch), Lutrol E 400.	Plasma(expander), Giftauskunft, Kohle.
Fluometuron gilt bisher als ungiftig (Harnstoffderivat), s. Lösungsmittel		Lutrol E 400.	
Fluor Flußsäure, s. Säuren, Reizgase	Brechdurchfall, Durst, Schwäche, Krämpfe, Schock, Fieber, Erregungszustände, Herzrhythmusstörungen, Bewutßlosigkeit, örtliche Verätzung.	Haut und Augen spülen, Lutrol E 400, erbrechen lassen, Calciumgluconatpulver eingeben, Sauerstoffbeatmung, Auxilosonspray.	Sofort Calcium i. v. in hoher Dosierung, örtlich Calcium (Gel) und Xylocain in Mischspritze, umspritzen, evtl. wiederholen, Valium i. v.
Fluorcarbonsäuren 2–10 mg/kg für den Menschen tödlich. Hemmt Aconitase im Zitronensäurezyklus	Nach Latenzzeit von $^{1}/_{2}$–6 Std motorische Unruhe, muskuläre Zuckungen, Übelkeit, Erbrechen, Speichelfluß, verschwommenes Sehen, epileptiforme Anfälle, Depressionen, Herzrhythmusstörungen, Kammerflimmern, Tod durch Herz- u. Kreislaufversagen.	Erbrechen, Trinken von 100–200 ml $CaCl_2$-Lösung, Aktivkohle.	Kreislauf, Atmung stützen. Bei Krämpfen Valium i. v., Xylocain i. v. b. Kammerflimmern.
Fluorstreuköder geg. Schädlinge s. Fluor			

Vergiftungsmöglichkeiten	Symptome	Sofortmaßnahmen	Therapie
Fluphenazin Phenothiazine		Kein Erbrechen, Kohle.	Magenspülung, Antidot Physostigmin.
Flußsäure Fluor, industrielles Oxydationsmittel, Holzkonservierungsmittel, Rostentferner, Schädlingsbekämpfungsmittel	Örtliche Schleimhautreizung, Übelkeit, blutiger Brechdurchfall, heftiger Husten, Atemnot, blaue Lippen, Lungenwassersucht, Kehlkopfkrampf, tetanische Krämpfe, Herzflimmern, Lungenentzündung, Atemlähmung, Haut mit Lutrol E 400 spülen.	Frischluft, künstl. Beatmung, Haut spülen, dann Magnesiumoxyd-Glycerinsalbe auftragen. Eier und/oder Milch trinken lassen, 2 Eßl. Natriumsulfat, nach Einatmen Auxilosonspray (5 Hübe alle 10 min), Calciumgluconat als Lösung oder Pulver eingeben.	Sofort 2 Amp. 20%iges Calciumgluconat i. v., halbstündlich Wiederholung, lokal mit Kinetin-Novalgin-Mischspritze und dann mit Calciumgluconat unterspritzen, Calciumgel, Plasmaexpander, Dolantin S, Valium i. v. bei Krämpfen, inhalatorisch: Cortison 250 mg i. v., 2 Amp. Lasix, $1/4$ mg Kombetin, Überdruckbeatmung, Paracodin, Calciumgluconat-Infusion.
Folpet Phthalsäurederivat	Örtliche Haut- u. Schleimhautreizung.	Haut und Augen spülen.	
Formaldehyd Formalin, Desinfektionsmittel, tödl. Dosis ab 10 ml, s. Aldehyde		Sofort Eiermilch, Lutrol E 400.	Magenspülung, Kohle, Plasma(expander).
Formalin s. Formaldehyd (40%ig)		Eiermilch, Lutrol E 400.	Magenspülung, Plasma(expander).
Formamid s. Blausäure (nach Erhitzen über 80°)		Sofort Erbrechen, Haut mit Lutrol E 400 reinigen.	Evtl. Antidot DMAP.
Formetanat s. Carbamate		Erbrechen, Kohle, Haut u. Augen spülen, Lutrol E 400.	Magenspülung, hochdosiert Atropin.
Formothion s. Phosphorsäureester		Erbrechen, Kohle, Haut u. Augen spülen, Lutrol E 400.	Magenspülung, hochdosiert Atropin.

Vergiftungsmöglich-keiten	Symptome	Sofort-maßnahmen	Therapie
Foto-Beschleuniger s. Nitrite			Toluidinblau.
Fotoentwickler s. Phenol (Hydrochinon)			
Foto-Fixierbad ungiftig (Natriumthiosulfat)			
Foto-Konservierer s. Brom			
Foto-Unterbrecherlösung s. Formaldehyd (Formalin)			
Franzbranntwein 50%iger Alkohol vergällt mit etwas Äthylacetat (s. Carbonsäureester)		Kohle, Natriumsulfat.	Magenspülung.
Freon s. Halogenkohlenwasserstoffe			
Frigen s. Halogenkohlenwasserstoffe			
Frisiercreme 25% Isopropylalkohol, 1% anart. Ammoniumverbindung, 5% Polyglykoläther		In Extremfällen Kohle, Lutrol E 400.	
Frostschutzmittel s. Barium(chlorid), s. Glykole (Äthylenglykol), Magnesium, Methanol, Nitrite		Künstliche Beatmung, Schockprophylaxe, sofort erbrechen, Lutrol E 400.	Magenspülung, Kohle, Natriumsulfat, Plasmaexpander, Calcium i. v. bei Krämpfen, Dialyse!
Fuchsin s. Teerfarbstoffe		Kohle, Natriumsulfat.	

Vergiftungsmöglichkeiten	Symptome	Sofortmaßnahmen	Therapie
Fußbodenpflegemittel s. Lösungsmittel (Alkohole, Benzin, Nitrobenzol), s. Laugen (Ammoniak) (s. dort). Ätherische Öle (Terpentinöl), Glykol, Methanol, Phosphate, Nitrobenzol, Nitrocelluloselakke, Toluol, Xylol, Zusammensetzung erfragen		Sauerstoff-Beatmung, Paraffin, Natriumsulfat, Haut und Augen mit Lutrol E 400 spülen.	Valium i. v. bei Krämpfen.
Fußbodenreiniger bis 30% Kaliseife, Netzmittel, Benzin, Trichloräthylen, Tetrachloräthylen		Sab simplex (s. S. 38).	
Gallamin s. Curare		Beatmen, sofort Erbrechen.	
Galvanisierungsbad enthält bis zu 4 kg Cyankali/10 l, s. Blausäure		Sofort DMAP i. v.	
Gammexan s. Halogenkohlenwasserstoffe		Paraffinöl.	Magenspülung.
Gasvergiftung Brände, Auspuffgase, Stadtgase, Grubengas. Je nach Art des verbrannten Materials, s. auch Kohlenmonoxyd, Reizgase, Kohlendioxyd, Blausäure (Kunststoffe)		1) Vergifteten sofort an die frische Luft bringen, entkleiden (Selbstschutz! In Gruben anseilen, geschlossene Räume nur mit Sauerstoffatemgerät bzw. feuchtem Tuch vor Nase und Mund betreten; kein offenes Licht). 2) Vergifteten in stabile Seitenlage bringen, zudecken; absolute Ruhigstellung.	1) Sofort Auxilosonspray (5 Hübe alle 10 min), Cortison 250 mg i. v., stündl. 100 mg nachspritzen. 2) Sedieren (Dicodid, Atosil). 3) Evtl. Digitalis (z. B. Lanitop oder Kombetin). 4) Lasix 2 Amp. i. v. 5) Bei Blausäure sofort DMAP (250 mg) i. v.

Vergiftungsmöglichkeiten	Symptome	Sofortmaßnahmen	Therapie
		Keine Flüssigkeitszufuhr. 3) Bei Bedarf künstl. beatmen, möglichst mit reinem Sauerstoff (Beatmungsbeutel), im Notfall Mund-zu-Mund oder Mund-zu-Nase, mit Ausnahme bei E 605, Chlor, Phosgen, Säuren (Selbstschutz). 4) Jeden Vergiftungsverdacht sofort ärztlich untersuchen lassen. Bei Verdacht auf eine Vergiftung mit Kohlenmonoxyd, Chlor, Nitrose Gase und Phosgen, sofortiger, äußerst schonender Transport im Liegen ins nächste Krankenhaus, auch bei Fehlen jeglicher Symptome. 5) Auxilosonspray.	
Geschirrspülmittel s. Alkohol, Chlor, Polyphosphate, Laugen (Soda), Silikate, Tenside, (Zitronen) Säure. Handspülmittel relativ ungiftig (wie Waschmittel), Maschinenzusätze und schwache Laugen, Formalin in Spuren.	Verätzung, Lungenwassersucht b. Erbrechen.	Vorsicht bei Erbrechen, unbedingt vorher Sab simplex als Entschäumer geben, pH-Bestimmung, (Eiermilch?), Lutrol E 400.	
Geschlechtshormone s. Antibabypille; männl. Hormone in vielen Aufbaumitteln enthalten (Durabolin)	Erbrechen, Durchfall, Störung des Wasser- u. Elektrolythaushaltes.	Erbrechen lassen, dann Erbrechen dämpfen (Supp. Psyquil) und Flüssig-	Wasser- u. Elektrolytsubstitution, evtl. Plasmaexpander.

Vergiftungsmöglichkeiten	Symptome	Sofortmaßnahmen	Therapie
		keit- u. Salzzufuhr (gesalzene Schleimsuppe löffelweise, schwarzer Tee). Auch für Kleinkinder ist die Einnahme einer größeren Menge Antibabypillen harmlos: Schaden nur durch langanhaltendes Erbrechen.	
Gewürze s. Ätherische Öle, Vergiftung nur bei Kleinkindern möglich		Erbrechen, Paraffinöl.	
Gichtgase 20–30% Kohlenmonoxyd (s. dort)		Frischluft, Sauerstoff.	
Gichtmittel s. Colchicin			
Gießfieber s. Metallvergiftung		Fiebermitttel	
Giftblaar (= Giftblatt (Giftpflanze) aus Sierra Leone) s. Fluorcarbonsäuren			
Giftspinnen, Skorpione Tarantel, Schwarze Witwe, Vogelspinne, Kammspinne, Wolfspinne, Grüner Dornfinger, Feld- u. Hausskorpion, Bananenimporte!	Starke örtliche stechende Schmerzen, Erregung, Blutdruckabfall, Krämpfe ausgehend von der Stich- oder Bißstelle, örtliche Lähmungen, akute Bauchsymptomatik, Schock, unregelmäßiger Herzschlag, Atemlähmung.	Unterbinden der betreffenden Schlagader, Aussaugen der Wunde, lokal Bäder mit Kaliumpermanganatlösung, evtl. beatmen.	Antiserum i. v. (hilft noch nach 12–24 Std), vorher Empfindlichkeitsprüfung (s. S. 8), 250 mg Cortison i. v., evtl. Neostigmin (Mestinon). Antibiotikum, Incision der Wunde, Tetanusprophylaxe.
Giftweizen s. Thallium, Cumarin, Zinkphosphid			

Vergiftungsmöglich-keiten	Symptome	Sofort-maßnahmen	Therapie
Glasreiniger s. Fensterputzmittel		Erbrechen, Kohle, Lutrol E 400.	Magenspülung, Giftauskunft.
Glastinten s. Barium(sulfat), Flußsäure, Laugen	Verätzung.	Haut sofort intensiv spülen, evtl. erbrechen lassen, pH-Bestimmung (Lauge oder Säure?), Calciumpulver eingeben.	Calcium i. v., Giftauskunft.
Glaubersalz = Natriumsulfat, s. Abführmittel			
Glaukom-Mittel s. Acetylcholin (Neostigmin, Physostigmin, Pilocarpin), Adrenalin		Erbrechen, Kohle.	Antidot Atropin.
Glutethimid tödl. Dosis ab 7 g, s. Schlafmittel		Kein Erbrechen, Kohle, beatmen.	Magenspülung, Plasma(expander).
Glykolate s. Benzilate			
Glykole, Glycerin (s. Lösungsmittel) tödl. Dosis 100 ml	(Blutige) Brechdurchfälle, Schwindel, Schock, Krämpfe, Lähmungen, Bewußtlosigkeit, Lungenwassersucht, Atemlähmung.	Sofort erbrechen lassen, Lutrol E 400, Frischluft, beatmen, Auxilosonspray, beatmen.	Magenspülung, Plasmaexpander, Therapie des Lungenödems, Hämodialyse (Hämolyse!).
Glyoxylsäure in unreifen Früchten (Stachelbeeren), wird zu Oxalsäure abgebaut (s. dort)	Hämolyse.	Eiermilch.	Plasma(expander).
Goldsalze	Brechdurchfall, schwere Allergie, Fieber, Hämolyse, Schock.	Eiermilch trinken, Erbrechen, Natriumsulfat, Kohle.	Sulfactin, Metalcaptase oder evtl. $CaNa_2$-EDTA Calcium, Antiallergica, Cortison, Plasmaexpander.

Vergiftungsmöglichkeiten	Symptome	Sofortmaßnahmen	Therapie

Grammoxone
s. Dipyrdinium (Paraquat)

Grillreinigungsmittel
s. Laugen

Grippemittel
s. Chinin

| | | Erbrechen, Kohle. | Plasma(expander), Alupent bei Bradykardie. |

Gummi arabicum
Saft echter Akazienarten, bisher keine Vergiftung

Haarentferner
s. Aceton, Mercaptane, Schwefelwasserstoff, Reizgas, Laugen

| | | Lutrol E 400, Natriumsulfat. | |

Haarfärbemittel
s. Alkohole, Ammoniak, Aniline (für dunkle Farben), Kaliumsalze, Metallstaub, Polyäthylenglykole, Pyrogallol (tödl. Dosis 2 g). Wasserstoffperoxyd, s. Laugen, Methämoglobinämie bei Kleinkindern, Hyperkaliämie

| | | Lutrol E 400, Kohle. | Magenspülung, Giftauskunft, evtl. Toluidinblau i. v. |

Haarfestiger
s. Alkohole, Dichlormethan, Carbonsäureester, Nitrose-Gase, Reizgase

| | Lungenödem. | Kein Erbrechen (Aspirationsgefahr), Auxilosonspray. | Sedieren |

Haarshampoon
Anionen- und kationenaktive Detergentien, s. Waschmittel, Laugen

| | Verätzung, Lungenödem. | Augen spülen, Sab simplex. | |

Halogenhydrine
Äthylenchlorhydrin, Chlorhydrine u. a. Lösungsmittel. Giftauf-

| | Örtliche Reizerscheinungen, Schwindel, Übelkeit, (blutige) | Sofort Frischluft, Schutz vor Selbstvergiftung des Retters | Magenspülung, Therapie des Lungenödems (s. Reizgase). |

Vergiftungsmöglichkeiten	Symptome	Sofortmaßnahmen	Therapie
nahme tödl. Dosen auch über die Haut!	Brechdurchfälle, Erregungszustände, Krämpfe, Schock, Atemlähmung, Herzrhythmusstörungen, blutiges Lungenödem, später Leber- u. Nierenversagen.	(Lederhandschuhe). Haut (mit Lutrol oder Wasser) und Augen spülen. Kein Erbrechen auslösen, Lutrol, Natriumsulfat, warmhalten, evtl. Herzmassage.	

Halogenkohlenwasserstoffe

Giftwirkung abhängig von der Art des Lösungsmittels, s. Chloroform. Lösungsmittel, „Tri", Tetrachlorkohlenstoff, PCB, DDT, HCH, Chlordan, Dieldrin, Aldrin	Lebergifte, führen zu Narkose, oberflächliche Atmung, blaue Lippen und Haut, schwacher Puls, Untertemperatur, bei Einatmung Lungenödem.	Bei Einatmung Auxilosonspray einatmen (5 Hübe alle 10 min), Lutrolgabe, Sauerstoff.	Bei Krämpfen evtl. wiederholt Valium i. v. oder Calciumgluconat oder Atropin (Erregung, Bradykardie, Miosis, Salivation), Magenspülung, Paraffinöl, Giftauskunft! Klinik!

Halluzinogene
s. Haschisch, LSD, Mescalin, Benzilate

Hartwachs, flüssiges
s. Benzin, Mineralöl   Lutrol.

Harze

Feste Harze relativ ungiftig. Flüssige Harze nur durch deren Lösungsmittel (s. dort) und evtl. Zusätze, z. B. Weichmacher (s. Phosphorsäureester) und Verbrennungsprodukte (s. Kunstharze) giftig	Örtliche Reizwirkung mit Übelkeit, Brechdurchfall, Krämpfe, Hautallergie, beim Einatmen Lungenödem, Schock, Atemlähmung.	Nach festen Harzen nur Gabe von Natriumsulfat. Nach flüssigen Harzen viel trinken und erbrechen lassen, Lutrol, Paraffin, Natriumsulfat, Giftauskunft einholen!	Valium i. v. bei Krämpfen.

Haschisch

	Herzjagen, kalte Extremitäten, Schwindel, Euphorie, Kopfschmerzen, Brechreiz, Rausch, hoher Blutdruck.	Ruhe, beruhigendes Zureden, beaufsichtigen, auf Atmung achten, warmhalten, evtl. beatmen.	Meist keine medikamentöse Therapie nötig, keine i. v. Injektionen (Bahnung einer Spritzensucht), bei hochgradiger Erregung Aponal (50 mg oral oder i. m.) oder Valium (10–20 mg oral).

Vergiftungsmöglichkeiten	Symptome	Sofortmaßnahmen	Therapie
Hautbräunungsmittel verschiedene Pigmentierungsmittel. Bisher keine Vergiftung bekannt		Lutrol, Kohle.	
Hautkampfstoffe s. Lost, Stickstoff-Lost, Lewisit		Haut sofort mit Chloramin T spülen.	Natriumthiosulfat i. v. (500 mg/kg)
Hautpuder s. Alkohole, Aluminium, Glycerin, Magnesium, Zink, Desinfektionsmittel	Beim Einatmen: Lungenödem, Schock, Fieber, Magen- und Darmreizung.	Erbrechen lassen, Natriumsulfat, Frischluft, Auxilosonspray, Lutrol.	Therapie des Lungenödems.
Hautwässer s. Alkohole, Ätherische Öle, Aluminiumsalze, Chloroform (bis 45%, tödl. Dosis 10–30 ml), Kampfer (bis 5%, tödl. Dosis 2–3 g), Organische Säuren (1%), Phenole	Übelkeit, Erbrechen, Durchfall, Verätzung, Erregungszustände, Krämpfe, Bewußtlosigkeit, Lungenödem, Schock.	Vorsicht bei Erbrechen (Aspiration), beatmen, Haut spülen, Lutrol, Paraffin- u. Natriumsulfatgabe, Giftreste aufheben!	Plasmaexpander, Lungenödemtherapie, Valium bei Krämpfen, Toluidinblau bei Methämoglobinämie der Kleinkinder.
Heckenkirsche, rote ebenso Tatarische Heckenkirsche, Saponine, Phenol (Xylostein), Beeren sehr giftig.		Erbrechen, Kohle.	Magenspülung.
Heizflüssigkeit s. Glykole		Sofort erbrechen, Kohle.	Magenspülung.
Heizkörperuhrenlösung Diäthylsuccinat, Methylbenzoat, gilt als relativ ungiftig, Tetralin.		Lutrol E 400.	
Heizöl s. Mineralöle		Lutrol E 400.	

Vergiftungsmöglich-keiten	Symptome	Sofortmaßnahmen	Therapie
Heparin wirkt nur gespritzt.	Blutungen, Allergie.		Sofortige Antidotgabe: Protaminsulfat (1 Amp. à 5 ml 1% i. v. oder i. m., Wiederholung nach 15 min möglich), bei Allergie Cortison i. v.
Heptachlor s. Halogenkohlenwasserstoffe		Lutrol E 400.	
Heptane, Heptene	Haut-, Augen-, Magen-, Darm- u. Lungenreizung, Atemlähmung, Herzrhythmusstörungen.	Haut sofort mit Lutrol E 400 (Wasser, Seife) reinigen, Augen spülen, Erbrechen, Lutrol E 400, Auxilosonspray.	Magenspülung, Paraffinöl.
Herbizide Pflanzengifte zur Unkrautbekämpfung, Entlaubungsmittel, s. auch Dinitro-o-Kresol, Dinitrophenole, Paraquat, Dipyridinium	Müdigkeit, Kopfschmerzen, Durst, Hitzegefühl, Appetitlosigkeit, Leibschmerzen, Darmkoliken, Durchfälle, Gewichtabnahme, Hypotonie, Herzjagen, erhöhte Temperatur (Verwechslung mit Hitzschlag).	Sofortiges Erbrechen, Kohle, Natriumsulfat, Klinik!	Sofortige Magenspülung, Zusammensetzung — Giftnotruf, erfragen (Paraquat?), Bentonitgabe, Antipyretika.
Herdputzmittel s. Ätherische Öle, Laugen (Ammoniak, Ammoniumbifluorid), Lösungsmittel, Petroleum, Schwefelsäure, Fluor	Örtl. Verätzung, Schock.	Haut u. Augen spülen, pH-Bestimmung (Lauge oder Säure), Eiermilch trinken, Paraffinöl, Haut spülen, Schockprophylaxe, Calciumpulver.	Plasmaexpander, Calcium i. v.
Heroin tödl. Dosis ab 50 mg, s. Opiate		Beatmen.	Antidot Lorfan.

Vergiftungsmöglich-keiten	Symptome	Sofortmaßnahmen	Therapie
Herzmittel (Digitalis) Herzglykoside gefährdet sind besonders Patienten mit einer gestörten Nierenfunktion und mit einer Hypokaliämie (Durchfall, Erbrechen, Diuretica). Tägl. Maximaldosis: Strophanthin i.v.: 1,0 mg Digoxin 1 mg oral, Digitoxin 0,2 mg oral	Erbrechen, Durchfall, Augenflimmern, Gelbsehen, Verwirrtheit, psychotische Zustände, Herzrhythmusstörungen, meist Herzjagen.	Sofort nach Verschlucken der Tabletten Erbrechen auslösen, Kohlegabe. Später Erbrechen verhindern, beruhigen (Valium 10), kein Abführmittel, kein Diureticum, Kaliumzufuhr (Maggi, Obstsäfte, Bananen, Kalium Duriles).	Hochdosiert Kaliumzufuhr, dazu Aldactone (möglichst i.v.). Diphenylhydantoin, Xylocain i.v. bei tachykarden, Atropin bei bradykarden Rhythmusstörungen, Hämoperfusion, Herzschrittmacher!
Herzmittel bei Rhythmusstörungen β-Rezeptorenblocker, Digitalis, Chinin, Procain, Ajmalin	Langsamer Puls, Schock, Atemlähmung.	Schockprophylaxe, Herzmassage, beatmen, Lutrol E 400.	Atropin, Alupent bei bradyk. Herzrhythmusstörungen.
Hexachloräthan	Haut-Augenreizung, Atemlähmung, Hautresorption, Leberschädigung.	Haut sofort mit Lutrol E 400 (Wasser, Seife) reinigen, Augen spülen, Erbrechen, Lutrol E 400, beatmen.	Magenspülung, Paraffinöl.
Hexachlorbenzol s. Halogenkohlenwasserstoffe			
Hexachlorcyclohexan, HHC, HCH s. Halogenkohlenwasserstoffe		Lutrol E 400.	Magenspülung.
Hexachlorophen tödl. Dosis 2–10 g, s. Phenol		Eiermilch.	Magenspülung, Dialyse!
Hexamethylendiamin	Haut-, Augen-, Magen-Darmverätzung, Lungenwassersucht, Hautresorption.	Haut und Augen spülen, Eiermilch, Auxilosonspray.	Plasma(expander).
Hexamethylentetramin s. Desinfektionsmittel, Trockenbrennstoff		Erbrechen, Lutrol E 400.	Magenspülung.

Vergiftungsmöglichkeiten	Symptome	Sofortmaßnahmen	Therapie
Histamin tödl. Dosis i. v. ab 0,02 mg. i. m. 3 mg	Örtliche Rötung und Schwellung, Kopfschmerzen, Schwindel, Übelkeit, Juckreiz, schwerer Schock.	Sofort Flachlagerung, Beine hoch, dann Unterbindung an beiden Oberschenkeln anlegen, Frischluft, Sauerstoffbeatmung.	Sofort hohe Dosen Cortison i. v., Calcium, Antihistaminicum (z. B. Atosil), sofort Plasma(expander).
Hochdruckmittel z. B. Reserpin, Hydralazin	Enge Pupillen, Sehstörungen, Kopfschmerzen, Erregungszustände, Übelkeit, Erbrechen, Mundtrockenheit, Schwitzen, Schleimhautschwellungen, Atemnot, Bronchospasmus, Blutdruckabfall, Herzjagen oder Pulsabfall, Nierenversagen, epileptische Krämpfe.	Vorsicht bei Erbrechen wegen Krampfneigung und trockener Schleimhäute, Kohlegabe, Schocklagerung, evtl. beatmen.	Plasma(expander) (kein Adrenalin!), Atropin gegen Bradykardie, schleimhautabschwellende Nasentropfen (Privin, Otriven).
Höllensteinstift (s. Silber(nitrat)	Verätzung.	Eiermilch, Haut spülen, Lutrol.	Magenspülung.
Hoffmannstropfen Äther in Alkohol gelöst, s. Alkohol		Auf Atmung achten.	
Holzschutzmittel s. Fluor, Chrom, Arsen, Zink, Teer, Rohöle, Phenole, Chlorkohlenwasserstoff (DDT), Laugen, Kupfersalze.		Giftauskunft, Kohle, Natriumsulfat, Lutrol E 400, Haut und Augen spülen.	Magenspülung, Valium bei Krämpfen, Calcium.
Hornissen s. Insekten		Stachel entfernen, Schockvorbeugung.	Plasma(expander), Cortison.
Hühneraugenmittel s. Salicylsäure	Nur in Extremfällen Verätzung.	Erbrechen, Kohle, Haut spülen.	

Vergiftungsmöglich-keiten	Symptome	Sofort-maßnahmen	Therapie
Hummeln s. Insekten		Stachel entfernen, Schockvorbeugung.	Plasma(expander), Cortison.
Hundertfüßler (Centipedes chilopode), Neurotoxin, Giftapparat an Unterseite des Körpers	Beschleunigung d. Atems, Schweißausbruch, Gleichgewichtsstörungen, Erbrechen, Atemlähmung, Krämpfe, Tod.	Abbinden.	Atropin, symptomatisch.
Hustenmittel s. Opiate, Schlafmittel		Kohle, beatmen.	
Hydrazine s. Laugen	Örtliche Verätzung (Augen!), Kopfschmerzen, Übelkeit, Erregung, Kraftlosigkeit, Krämpfe, Fieber, Allergie, Lungenödem.	Nach Verschlucken sofort viel trinken und erbrechen lassen, Kohle, Natriumsulfat, nach Einatmen Auxilosonspray und Frischluft, Haut und Augen spülen.	Valium i. v. bei Krämpfen. Therapie des Lungenödems (Cortison, Lasix, Herzglykoside).
Hydrine s. Halogenhydrine			
Hydrochinon s. Phenol	Methämoglobinbildner.	Eiermilch, Haut u. Augen spülen.	Magenspülung, Antidot Toluidinblau.
Hydrocodon tödl. Dosis, geschluckt ab 100 mg, s. Opiate		Beatmen.	Lorfan i. v., Klinik!
Hydromorphon viel giftiger als Morphin, s. Opiate		Beatmen.	Lorfan i. v., Klinik!
Hydroxylamine	Brechdurchfall, Schock, Atemlähmung.	Sofort viel trinken und erbrechen lassen, Kohle.	Magenspülung, Plasma(expander).
Hydroxyzin s. Psychopharmaka		Kohle.	Magenspülung.
Hyoscyamin s. Atropin		Erbrechen, Kohle.	Antidot Physostigmin.

Vergiftungsmöglichkeiten	Symptome	Sofortmaßnahmen	Therapie
Imipramin tödl. Dosis für Erwachsene ab 1,5 g: sehr giftig für Kinder! s. Phenothiazine		Kohle.	Magenspülung, Kohle, Antidot Physostigmin.
Imprägnierungsmittel s. Senföl (Isocyanat), Lösungsmittel (Äthylacetat)		Lutrol E 400.	
Indandione Schädlingsbekämpfungsmittel	Wie Cumarine.	s. Cumarine.	Antidot Konakion.
Insekten Mücken, Bienen, Wespen, Hornissen, Ameisen, Hummeln, Skorpione	Starke örtliche Reaktion (bes. bei Neigung zu Allergie), Schüttelfrost, Fieber, allergischer Hautausschlag, Erbrechen, Durchfall. Lungenödem, allergischer Schock (auch durch einen einzigen Stich), Kehlkopfödem, Herz- u. Atemlähmung.	Stachel entfernen, mit Salmiakgeist betupfen, Badional-Gel bzw. Soventol-Gel, Allergie, (z. B. Atosil), Cortison-Salbe, evtl. beatmen, Schockprophylaxe.	Cortison i. v., Calcium i. v., Plasma(expander), Herzglykoside, Lasix, bei vielen Stichen Giftblasen abtragen, cave: anaphylakt. Schock, (Adrenalin i. v.).
Insektenbekämpfungsmittel s. Halogenkohlenwasserstoffe, s. Phosphorsäureester		Erbrechen, Lutrol E 400, Kohle.	Magenspülung, evtl. hochdos. Atropin.
Insektenlockmittel s. Aldehyde, Ätherische Öle, Ester der Carbonsäuren, Ketone	Übelkeit, Brechdurchfall, Atemnot, Krämpfe, Schock, Kehlkopfschwellung, Lungenödem.	Sofort erbrechen, Kohle, Natriumsulfat, pH-Bestimmung, (Eiermilch), Auxilosonspray.	Magenspülung mit Natriumbikarbonat, Plasma(expander).
Insektenschutzmittel s. Ätherische Öle, Alkohole, Dimethylphthalat, Benzoesäurediäthylamid bei Verschlucken von Insekten, keine schädigende Wirkung beim Menschen, wenn sie nur auf die Haut aufgetragen werden.		Augen spülen, Vorsicht bei Erbrechen (Aspiration!), Kohle, Lutrol E 400.	Magenspülung.

Vergiftungsmöglichkeiten	Symptome	Sofortmaßnahmen	Therapie
Insektizide s. Halogenkohlenwasserstoffe, s. Phosphorsäureester		Erbrechen, Kohle, Lutrol, Haut u. Augen spülen.	Magenspülung evtl. hochdosiert Atropin.
Insulin s. Antidiabetika		Zuckerwasser od. Coca-Cola trinken, Kohle, Natriumsulfat.	Klinik!
Ionisierende Strahlen Röntgenstrahlen, Neutronen, Protonen, γ-Strahlen, α- und β-Strahlen	Unaufhörliches Erbrechen, Übelkeit, Röntgenkater, Fieber, Infektionsneigung, Blutarmut. Beim Verschlucken von α- und β-strahlendem Material → Blutungsneigung im Magen-Darm.	Schwarzen Tee trinken lassen, Schockprophylaxe.	Calcium-EDTA, Verbrennungstherapie, Strahlenschutzmittel.
Ioxynil auch durch die Haut und beim Einatmen giftig	Schlafsucht, Speichelfluß, Temperaturanstieg, zunächst verstärkte, dann langsame Atmung, Krämpfe.	Sofort viel trinken und erbrechen lassen, Kohle, Natriumsulfat, beatmen.	Magenspülung, bei Krämpfen Valium i. v.
Isocyansäure, Isocyanate s. Cyanamid	Örtl. Reizwirkung.	Haut u. Augen spülen, Auxilosonspray.	
Isodrin s. Halogenkohlenwasserstoffe		Lutrol E 400.	Magenspülung.
Isolan s. Carbamate		Erbrechen, Kohle, Haut u. Augen spülen.	Magenspülung, hochdosiert Atropin geben.
Isophoron	Haut- u. Augenreizung, Hautresorption, Atemlähmung, Schock, Leber-, Nierenschädigung.	Haut mit Lutrol E 400 (Wasser, Seife) reinigen, Augen spülen, Erbrechen, Lutrol E 400, beatmen.	Magenspülung, Paraffinöl, Plasma-(expander).

Vergiftungsmöglich-keiten	Symptome	Sofort-maßnahmen	Therapie

Isopropylalkohol
tödl. Dosis ab 250 ml, doppelt so giftig wie Äthylalkohol, Dräger-Alkohol 100/a u. Formaldehyd 0,002

Rausch, Narkose, Atemlähmung, Schock, Nierenversagen, Blut im Urin.

Erbrechen, Kohle, beatmen, warmhalten.

Magenspülung, Hämodialyse, Azidoseausgleich.

Isothiocyansäure
s. Senföle

Haut u. Augen spülen, Lutrol E 400.

Auxilosonspray.

Jod
tödl. Dosis 2–3 g, s. Reizgase, Giftaufnahme durch d. Haut

Braune Schleimhäute, Metallgeschmack, Erbrechen brauner Massen, (blutige) Durchfälle, Kehlkopfschwellung, Erregung, Lähmungen, Atemnot, Hautschwellung, Krämpfe, Schock.

Sofort Stärkelösung, Haferschleim, 1%ige Natriumthiosulfatlösung oder Milch trinken lassen, erbrechen, erneut obiges trinken lassen und wiederholt erbrechen.

Magenspülung mit 1% Natriumthiosulfatlösung, bei Allergie Cortison und Plasmaexpander, Valium bei Krämpfen. Bei Jod-Allergie Schockprophylaxe.

Jodofenphos
s. Phosphorsäureester

Erbrechen, Kohle, Haut u. Augen spülen.

Magenspülung, hochdosiert Atropin.

Juckpulver
s. Histamin

Erbrechen, Kohle.

Schockprophylaxe.

Juckreizstillende Mittel
Avil, Fenistil, Tavegil, Synpen, Wirkung wie bei Schlafmitteln; tödl. Dosis ab 2 g, gefährlich in Verbindung mit Alkohol, Schlafmitteln, Beruhigungsmitteln

Müdigkeit, Erregungszustände, Wahnvorstellungen, Schwindel, Übelkeit, Blutdruckabfall, Brechdurchfall, Mundtrockenheit, Fieber, Sehstörungen (Gelbsehen) weite Pupillen, Herzjagen, Herzrhythmusstörungen, Gleichgewichtsstörungen, Krämpfe, Atemnot, Atemlähmung, Herz- u. Kreislaufversagen.

Sofort viel trinken und erbrechen lassen (nicht bei Krämpfen!), Kohle, Natriumsulfat, beatmen, Schocklagerung, warm zudecken, bei Fieber naßkalte Umschläge, Herzmassage.

Magenspülung nach Intubation, Kohle, Antidot Physostigmin, Plasma(expander), bei Krämpfen kein Valium, sondern Barbiturate.

Vergiftungsmöglich-keiten	Symptome	Sofort-maßnahmen	Therapie
Kadmium s. Cadmium		Eiermilch trinken.	Magenspülung.
Kalium	Schwäche, Lähmungs-erscheinungen an den Extremitäten, Sprach- und Schluckstörungen, Verwirrtheit, Atem-lähmung, Herzrhyth-musstörungen.	Sofort Eiermilch, Haut mit Paraffinöl reinigen, mit Bifite-ral oder Laevilac Durchfall erzeugen, beatmen, evtl. Herz-massage, Auxiloson-spray.	Hochprozentige NaCl-Infusion, Mestinon i. m., Ca-Serdolit oral, Resonium-Einlauf, Hämodialyse!
Kaliumchlorat s. Chlor			
Kaliumpermanganat tödl. Dosis 5 g, s. Mangan, 0,1% Lö-sung harmlos	Braunfärbung von Haut und Schleimhäu-ten, Verätzung, Ma-genschmerzen, Brech-durchfall, schwere Ma-gen-Darm-Blutung, Gefahr des Magen-durchbruchs, Kehl-kopfschwellung.	Sofort (Eier)Milch trinken und erbre-chen lassen, Na-triumsulfat, Diät (Schleime).	Magenspülung Plas-ma(expander), Anal-getika.
Kalkstickstoff s. Cyanamid		Erbrechen, Kohle, Haut u. Augen spülen.	Magenspülung, Tolui-dinblau i. v.
Kalomel Quecksilber(1)-chlo-rid, Abführmittel, s. Quecksilber		Erbrechen (kein Kochsalz!), Kohle.	Magenspülung.
Kaltdauerwellen Thioglykolate s. Schwefelwasserstoff			
Kampfer(öl) tödl. Dosis 2 g, für Kinder 1 Teelöffel, s. Krampfgifte		Kohle, (Lutrol), be-atmen.	Valium b. Krämpfen.
Kampfgase s. Chemische Kampf-stoffe			Antidote!

Vergiftungsmöglich-keiten	Symptome	Sofort-maßnahmen	Therapie

Kampfstoffe
s. Chemische Kampf-stoffe

Antidote!

Kantharid128
Spanische Fliege; tödl. Dosis 0,25 g/kg KG

Übelkeit, Erbrechen, Durst, Speichelfluß, Koliken, Erregung, Krämpfe, Erektion des Gliedes, Schock.

Sofort viel trinken und erbrechen lassen, Lutrol, Kohle, Natriumsulfat, Atemwege freihalten, Frischluft, Schockprophylaxe.

Magenspülung, Valium bei Krämpfen. Forcierte alkalische Diurese!

Karbamate
s. Carbamate

Erbrechen, Kohle, Haut u. Augen spülen, Lutrol E 400.

Magenspülung, hochdosiert Atropin.

Karbolfuchsin
s. Phenol

Eiermilch, Haut u. Augen spülen.

Magenspülung, Lutrol E 400.

Karbonsäureester
Lösungsmittel, Riechstoffe

Haut- u. Augenreizung, Narkose, Leber-Nierenfunktionsstörung, Lungenreizung.

Paraffinöl, Kohle, Haut (Lutrol E 400) und Augen spülen, Auxilosonspray.

Magenspülung, Sauerstoff.

Karlsbader Salz
= Natriumsulfat, Abführmittel, relativ ungiftig bei normaler Dosierung

Keimhemmer
Keimverhütungsmittel, s. Carbamate

Kelevan
s. Halogenkohlenwasserstoffe

Lutrol E 400, Auxilosonspray.

Magenspülung.

Kerzen
Paraffin, giftig erst ab 2 g/kg KG, Bienenwachs

Nur nach großen verschluckten Mengen viel trinken und erbrechen lassen.

Vergiftungsmöglichkeiten	Symptome	Sofortmaßnahmen	Therapie
Kesselsteinentferner s. Säuren (organ. Ameisensäure)		Eiermilch.	
Ketobemidon tödl. Dosis: geschluckt ab 50 mg, s. Opiate		Beatmen.	Lorfan i. v.
Kitte s. Dichtungsmittel		Kohle, Lutrol.	Giftauskunft.
Klarspüler s. Geschirrspülmittel			
Klebstoffe Organische Lösungsmittel (Dichloräthan, Methylenchlorid), Metalloxyde, Weichmacher (Trikresylphosphat bis 5%)	Örtl. Verätzung, Narkose, Leber, Nierenstörung.	Auxilosonspray, Paraffin-, Kohle- u. Natriumsulfatgabe, künstl. Beatmung, Schockprophylaxe.	Magenspülung, Plasmaexpandergabe, Auskunft durch Giftnotrufzentrale einholen.
Kleesalz s. Oxalsäure		Eiermilch.	Plasma(expander).
Kleiderfarbe s. Anilin		Erbrechen, Kohle, Lutrol E 400.	Toluidinblau i. v. als Antidot.
Kobalt	Atembeschwerden, blaue Lippen, Blutdruckabfall, Brechdurchfall (blutig), Krämpfe, Schock.	Eiermilch, sofort erbrechen, evtl. beatmen, Schockprophylaxe.	Magenspülung, Calcium EDTA oder Sulfactin, besser DMPS, Natriumsulfat.
Kochsalz Natriumchlorid, tödl. Dosis unter 1 g/kg KG, Kleinkinder!	Durst, Benommenheit, Schwäche, Verwirrtheit, Bewußtlosigkeit.	Viel Wasser trinken lassen (bes. bei Kleinkindern wichtig!)	Klinik, Dialyse.
Koffein s. Coffein		Erbrechen, Kohle.	Magenspülung, Plasmaexpander.

Vergiftungsmöglichkeiten	Symptome	Sofortmaßnahmen	Therapie
Kohlendioxyd säuerlich riechendes Gas, schwerer als Luft, Vorkommen bei Bränden, in Abortgruben, in Getreide- u. Futtersilos, in Höhlen, Hundsgrotte (Neapel)	Kopfschmerzen, Ohrensausen, Schwindel, Herzjagen, Atemnot, weite Pupillen, Unruhe, Bewußtlosigkeit, epileptische Krämpfe, Atemlähmung, bläuliches Gesicht.	s. Gasvergiftung, Frischluft, O_2-Beatmung, Klinik.	Valium i. v. bei Krämpfen.
Kohlenmonoxyd (s. Gasvergiftung) etwas leichter als Luft, explosiv, farb- u. geruchloses Gas, wird frei bei Bränden, Auspuffgase, im Rauch von Zigaretten, Zigarren, Pfeife	Kopfschmerzen, Übelkeit, Mattigkeit, Unruhe, Rausch, Tobsuchtsanfälle, Tod (sofort oder später), hellrotes Gesicht, bei Krämpfen Schock, Zyanose.	s. Gasvergiftung, Vergifteten in gebückter Haltung aus Räumen bergen! Sofortige Sauerstoff- oder zumindest Frischluftbeatmung. Sofortige Klinikeinweisung (auch scheinbar gesunde Patienten!).	Evtl. sedieren. Acidose durch Bicarbonat oder Tris-Puffer rechtzeitig behandeln, Intubation, Beatmung, Klinik. Überdruckkammer.
Kohlensäureschnee s. Kohlendioxyd		Beatmen, O_2.	
Kohlenwasserstoffe flüssige, s. Benzin chlorierte, s. Halogenkohlenwasserstoffe		Lutrol E 400.	Magenspülung.
Kolophonium s. Harze		Erbrechen, Lutrol E 400.	
Koniin s. Coniin		Erbrechen, Kohle.	Magenspülung.
Konservierungsmittel Benzoesäure nur in Extremfällen giftig	Brechdurchfall.	Kohle, Natriumsulfat, viel trinken.	
Kopierstift s. Tintenstift			
Kopierwasser s. Lösungsmittel			

Vergiftungsmöglich-keiten	Symptome	Sofort-maßnahmen	Therapie

Kornkäfermittel
s. Lindan, Pyrethrum

Kosmetika
s. Hautpuder und Hautwässer, relativ ungiftig bis 5 g/kg KG

Falls mehr als 5 g/kg KG geschluckt wurden, erbrechen lassen, Kohle- u. Natriumsulfatgabe.

Krampfgifte

| | Übelkeit, Erbrechen, Erregung, Bewußtlosigkeit, anfangs Blutdrucksteigerung, später starker Blutdruckabfall, Herzjagen, beschleunigte Atmung, später Krampf der Atemmuskulatur und blaue Lippen, Atemlähmung, Lungenödem, Pupillen meist weit, Fieber, schwerste Krampfanfälle. | Wasser oder Kaliumpermanganatlösung trinken und vorsichtig erbrechen lassen (wegen Krampfgefahr nicht stark reizen!). Kohle-, evtl. Paraffin- u. Natriumsulfatgabe, Ruhe, keine äußeren Reize, bei Krämpfen Taschentuch zwischen Zähne klemmen, beatmen, Haut mit feuchten, kalten Tüchern abkühlen. | Keine Magenspülung vor Intubation (Krampfgefahr), bei Krämpfen Valium i. v., Intubation, künstl. Beatmung. |

Krebsmittel
s. auch Alkylantien

| | Übelkeit, Brechdurchfälle, Blutungsneigung mit Hautblutungen, Blasenblutung, Magen-Darm-Blutungen, Schock, Lungenentzündung, Haarausfall, Leberschäden, Nervenentzündung. | Schockvorsorge, Haut u. Augen spülen. Lutrol. | Natriumthiosulfat (500 mg/kg i. v.), Frischblut-Transfusion, Antibiotika, Blutbildkontrolle (Thrombozyten!). |

Kreiden
bisher auch bei farbigen Kreiden keine Vergiftung bekannt

Kreislaufmittel
Adrenalinabkömmlinge

| | Übelkeit, Erbrechen, Zittern, Erregungszustände, Wahnvorstellungen, Herzstolpern, | Erbrechen auslösen, Kohle, Natriumsulfat, Beine hochlagern, Frischluft, be- | Magenspülung, bei Krämpfen Valium, Plasma(expander), Xylocain zur Prophyla- |

Vergiftungsmöglich-keiten	Symptome	Sofort-maßnahmen	Therapie
	anfangs Blutdrucksteigerung, Pupillen weit, Atemnot, blaue Lippen, später Blutdruckabfall, Krämpfe, Herzversagen, Bewußtlosigkeit, Herz- u. Atemstillstand.	atmen, Herzmassage.	xe eines Kammerflimmerns, Lungenödemtherapie.
Kresol s. Phenol		Eiermilch, Haut u. Augen spülen.	Magenspülung.
Kröten (Bufonidae) Hautsekrete enthalten Herzgifte, Kreislaufmittel, s. dort			
Krotonöl s. Crotonöl		Erbrechen, Lutrol E 400.	Magenspülung, Plasma(expander).
Kühlerdichtungsmittel s. Salzsäure (1,5%)			
Kühlerreinigungsmittel 10% Natronlauge (s. dort)			
Kühlmittel s. Clophen			
Kugelschnecke s. Curare			
Kugelschreibermine s. Anilin, Ester der Carbonsäuren, Glykole. Nur für Kleinkinder giftig!	Atemlähmung, Halluzinationen, Methämoglobinämie bei Kleinkindern.	Viel trinken und erbrechen lassen, beatmen.	Magenspülung, Toluidinblau (2 mg/kg KG i. v.).
Kunstharze selbst relativ ungiftig, deren Lösungsmittel jedoch giftig, giftige Dämpfe beim Verbrennen: aus Acrylnitrilharzen Blausäure,		Auxilosonspray beim Verbrennen, Frischluft, Sauerstoff, Lutrol.	Antidot DMAP bei Blausäure (rosa Lippen).

Vergiftungsmöglichkeiten	Symptome	Sofortmaßnahmen	Therapie
aus PVC Salzsäure, aus Polystyrolen aromat. Kohlenwasserstoffe, aus Epoxydharzen Äthylenoxyd, s. dort, s. Harze			
Kunstlederreiniger s. Alkohol, Tenside			
Kunststoffhärter Benzoylperoxyd	Starke örtl. Verätzung, Brechdurchfall.	Haut u. Augen reinigen, Kohle, Natriumsulfat.	Magenspülung.
Kunststoffreiniger s. Lösungsmittel		Viel trinken lassen, erbrechen, Kohle, Lutrol.	Calcium i. v., Magenspülung.
Kupfer s. Säuren! Metall relativ ungiftig: Kupfersulfat tödl. Dosis ab 8 g: Schädlingsbekämpfungsmittel	Blau-grüner Schorf, massive Brechdurchfälle (blutig), Schock, Krämpfe.	Eiermilch trinken, erbrechen (s. Metalle), Kohle, Natriumsulfat.	Magenspülung, evtl. D-Penicillamin (Metalcaptase), Calcium-EDTA z. B. Calciumvitis oder Sulfactin, Cortison 0,6 g Kaliumferrocyanid oral, Plasma(expander), Hämodialyse! (wegen Hämolyse).
Lachgas Distickstoffmonoxyd (Stickstoffoxydul) gilt als relativ ungiftig		Beatmen.	Plasma(expander).
Lackbeize s. Lösungsmittel (Xylol, Toluol, Alkohol)		Lutrol, Kohle, beatmen.	
Lacke giftig sind hauptsächlich die Verdünnungs- u. Lösungsmittel (s. dort) (Alkohole, Benzole, Ester)		Beatmen, Vorsicht beim Erbrechen wegen der Gefahr, daß etwas in die Lunge gerät (Kopf tief!), Paraffinöl.	Magenspülung, Plasma(expander).

Vergiftungsmöglichkeiten	Symptome	Sofortmaßnahmen	Therapie

Laugen
gefährlicher als Säurevergiftung! (Tödl. Dosis: Salmiakgeist 3–4 ml, alle übrigen Laugen 10–15 ml 15%ig). Ammoniumhydroxyd, Kaliumhydroxyd, Lithiumhydroxyd, Natriumhydroxyd; Barium-, Calcium- u. Strontiumoxyde gehen beim Auflösen in Hydroxyde über

Örtlich starke Tiefenwirkung mit starken Schmerzen, glasig geschwollene Lippen und Mundschleimhaut, blutiges Erbrechen, blutiger Durchfall, Schluckauf, tetanische Krämpfe, Schock, Magendurchbruch.

Sofort viel Wasser oder (Eier) Milch trinken lassen. Haut und Augen mit viel Wasser spülen, Kalkpartikelchen mit (Lutrol E 400) Wattebausch aus dem Auge entfernen. Halbstündlich 2 Eßl. Phospagulel schlucken lassen. Haut m. Locacortenschaum einreiben.

Magenspülung nur in den ersten 15 min und nur falls sich im Mund noch keine Nekrose gebildet hat, Schmerzbekämpfung mit Dolantin S (cave: akutes Abdomen!), lokal Thesit-Gel, Targophagin zum Lutschen, Intubation bei Glottisödem, Schockprophylaxe mit Plasmaexpander, bei Krämpfen (Alkalose) Valium i. v., Augenarzt nach Einwirkung auf das Auge, sofortige Klinikeinweisung (Cortison-Stenoseprophylaxe, Infusionstherapie wie bei Verbrennungen, Hautverätzungen, Hämolyse-Dialyse).

Laxantien
s. Abführmittel

Erbrechen, Kohle.

Plasma(expander).

Lebensmittelvergiftung
Latenzzeit bis 2 Std: Pilzvergiftung, chem. Verunreinigung (Arsen, Cadmium, Nitrite, Zinn) 1–5 Std: gastrointestinales Pilzsyndrom, Staphylokokken (Enterotoxine, kein Fieber); 5–36 Std: Knollenblätterpilzvergiftung; 11 Std: Clostridium perfringens in Rindfleisch, Truthan, bei Kohlenhydratvergärung; 10–12 Std: Salmonellen (Geflügel, durch Hitze zerstört, Fieber); 12–48 Std: Botulismus

Brechdurchfall, Leibschmerzen, allgemeine Schwäche, Wadenkrämpfe, Schock, Untertemperatur, evtl. Fieber; ohne Erbrechen Verdacht auf interne Erkrankungen.

Bei geringstem Verdacht sofort viel trinken (z. B. Kochsalz oder Kaliumpermanganatlösung oder jede andere Flüssigkeit, außer Milch) und dann erbrechen lassen, 50 Kohlekompretten, 2 Eßl. Natriumsulfat, Durchfall erzeugen mit hochprozentigen Sorbitlösungen, Lävuloselösungen (Bifiteral, Laevilac), Diät (zunächst schwarzer Tee, später Schleim),

Infusionen, physiol. Kochsalzlösung mit Kaliumzusatz und 1 Amp. Psyquil, 2 Stuhlkulturen, im Abstand von 24 Std., Antibiotika nach Keimtestung. Meldepflicht.

Vergiftungsmöglich-keiten	Symptome	Sofort-maßnahmen	Therapie
		Bettruhe, Wärme, künstl. Beatmung, bei Erbrechen Zäpfchen Psyquil od. Vomex A, Oralpädon (s. S. 36).	
Leinsamen ab 100 g Nitrile, in Extremfällen s. Blausäure		Erbrechen, Kohle.	Antidot DMAP.
Levomepromazin s. Phenothiazine		Kohle.	Antidot Physostigmin.
Levorphanol tödl. Dosis geschluckt ab 100 mg, s. Opiate		Beatmen.	Antidot Lorfan.
Lewisit Arsenhaltiger Hautkampfstoff	Sofort leichtes Brennen an der betroffenen Hautstelle mit zunehmenden Schmerzen. Nach 30 min Rötung der Haut mit intensiv brennendem Gefühl. Nach ca. 15 Std Blasenbildung, Zusammenfließen zu größeren Blasen, die nach 1 Woche wieder mit Schrumpfung beginnen und nach 1 weiteren Woche verschwinden. Ohne Behandlung Heilung in 3–4 Wochen.	Tropfen abtupfen, evtl. mit Puder, Chloramin-T-Lösung oder Lauge oder 10%iger Sodalösung.	Sulfactin (= BAL = Dithioglyzerin) tief i. m. oder lokal 1. u. 2. Tag 4 stündl. 3 mg/kg (= 4 ml), 3. u. 6. Tag 6 stündl., 4.–10. Tag 2 × tägl. tief i. m., besser DMPS i. v. oder oral.
Lidocain s. Procain		Erbrechen, Kohle.	Magenspülung, Plasma(expander).
Lindan (z. B. ölige Lösung) tödl. Dosis je nach Lösungsmittel ab 4 g, s. Halogenkohlenwasserstoffe	Brechdurchfall, Erregung, Kopfschmerzen, Krämpfe, Atemlähmung, Schock.	Erbrechen, Lutrol, beatmen.	Magenspülung, Valium b. Krämpfen.

Vergiftungsmöglichkeiten	Symptome	Sofortmaßnahmen	Therapie
Linuron gilt als relativ ungiftig (Harnstoffderivat), s. Lösungsmittel		Lutrol E 400.	
Lippenstift s. Alkohole, Glykole, Mineralöle, Seifen. Nur für Säuglinge giftig	Brechdurchfall, Schock, Atemlähmung.	Erbrechen, Kohle, Natriumsulfat, Frischluft.	Plasma(expander).
Lithium s. Laugen	Brechdurchfall, Seh- u. Hörstörungen, Krämpfe.	Erbrechen, Kohle.	Valium bei Krämpfen, Kochsalzzufuhr, forcierte Diurese.
Lobelin geschluckt harmlos, i. v. giftig (ab 10 mg), s. Nikotin		Beatmen.	Valium bei Krämpfen.
Lösungsmittel s. Äther (Äthylacetat), Aceton, Alkohole, Ammoniak, Anilin, Benzin, Benzol, halog. (Carbonsäure) Ester, Dimethylformamid, Dimethylsulfoxyd, Glykole, Halogenhydrine, Halogenkohlenwasserstoffe, Karbonsäureester, Laugen, Methanol, Nitrobenzol, Phenol, Pyridin, Säuren, Schwefelkohlenstoff, Terpentinöl, Tetrachlorkohlenstoff, Trichloräthylen, o-Trikresylphosphat	Örtliche Reizwirkung, Brechreiz, Atemnot, Atemlähmung, Erregung, Krämpfe, Bewußtlosigkeit, Schock, Herzrhythmusstörungen, blaue Lippen, Lungenödem.	Kein Erbrechen, durch Gabe von Eisstückchen am Erbrechen hindern, Paraffin, Kohle, Natriumsulfat, Haut (mit Lutrol E 400) und Augen spülen, Frischluft, beatmen, Ruhe, Wärme, Giftreste aufheben! Gift erfragen!	Magenspülung möglichst erst nach Intubation, Plasma(expander), Valium bei Krämpfen, Humatin, Hämodialyse! Giftnachweis mit Dräger-Gasspürgerät, forcierte Abatmung mit CO_2.
Lötwasser Zinkchlorid in Salzsäure, s. Säuren und Zink		Eiermilch.	Plasma(expander).

Vergiftungsmöglichkeiten	Symptome	Sofortmaßnahmen	Therapie
Lost S-Lost, Senfgas, Yperit, Mustardgas, Geruch nach Senf, Meerrettich, Knoblauch	2–6(–8) Std nach Hauteinwirkung Juckreiz, Rötung, Schwellung, dann nach ca. 24 Std Blasenbildung (vom Rand der Rötung her). Blasen fließen zusammen, bernsteingelber Inhalt, bei Platzen schlechte Heilungstendenz, Heilung nach 30–40 Tagen. Mit Dämpfen schwere Reizerscheinungen an Atemwegen, am Auge eitrige Entzündung.	Abtupfen evtl. Spritzer, mit Puder, Chloramin-T, Lauge, oder 10%ige Sodalösung, Behandlung wie Brandwunden. Bei Zäh-Lost abkratzen mit scharfem Messer, entfernen mit organ. Lösungsmitteln, dann mit Chloramin-T abwaschen. Auxilosonspray 5 Hübe alle 10 min.	Natriumthiosulfat hochdosiert i. v. (500 mg/kg), um Systemwirkung vorzubeugen (bis 20 min nach Vergiftung). Corticosteroide (am besten Dexamethason) 1–3 g am 1. Tag.
LSD toxische Wirkung ab 3 mg, Wirkungseintritt nach 20 min, Wirkungsdauer etwa 7 Std, bes. gefährdet sind Kinder	Pupillenerweiterung, Herzjagen, hoher Blutdruck, heiße Haut, Kältegefühl, Zittern, Erbrechen, Schwindel, Gefäßkrämpfe, Blutdruckabfall mit kalten Extremitäten, Atemlähmung, optische und akustische Wahnvorstellungen.	Beruhigend reden, in gewohnter Umgebung lassen, aufpassen, evtl. beatmen.	Keine i. v.-Spritzen (Spritzensucht!), sedieren mit 50 mg Aponal oral oder mit 10–30 mg Valium oral. Im Notfall 2 Amp. Aponal i. m.
Luftverbesserer s. Alkohol, Ammonium (verb., quart.)			
Lungenkampfstoffe s. Phosgen, Chlorpikrin, Chlor, Diphosgen, Cadmium-Oxyd-Rauch, Geruch nach faulem Heu. Nebelkerzen in geschlossenen Räumen und Unterständen.	Reizung im Bereich der Lungenbläschen → Schleimbildung, erschwerte Atmung, Schleimblasen, z. T. blutig vor dem Mund, Sauerstoffmangel, deshalb bläulich, zunehmend bis 8 Std (maximale Wirkung), dann Abklingen der Symptome.	Ruhig lagern, warmhalten, in Decken einhüllen, vorher vergiftete Kleidung entfernen. Frische Luft atmen lassen, evtl. angereichert mit Sauerstoff, sofort Auxilosonspray (5 Hübe alle 10 min) einatmen lassen.	Sedieren (Valium i. m.), hochdosiert Cortison, Klinik. Dort Lungenödem behandeln.

Vergiftungsmöglichkeiten	Symptome	Sofortmaßnahmen	Therapie
Mäusegiftweizen s. Zinkphosphid, Cumarin, Thallium			
Magnesium	Brechdurchfall, Narkose, Lähmung des Atemzentrums, Schock, nach Einatmen Fieber.	Erbrechen, Eiermilch, evtl. beatmen, Ruhe, Wärme.	Magenspülung, Calcium i. v., Physostigmin i. v., Hämodialyse!
Magnesiumsulfat früher Abführmittel, s. Magnesium	Bewußtlosigkeit, Atemlähmung.	Erbrechen, Kohle, beatmen.	Magenspülung, Plasma(expander).
Malathion s. Phosphorsäureester		Erbrechen, Kohle, Haut u. Augen spülen.	Magenspülung, hochdosiert Plasma(expander).
Mancozeb nur in Extremfällen giftig, s. Thiocarbamate		Erbrechen, Haut u. Augen spülen.	Magenspülung, Plasma(expander).
Mangan s. Säuren	Brauner Schorf, Brechdurchfall, Magen-Darm-Blutung, Lungenentzündung.	Eiermilch trinken, erbrechen, Natriumsulfat, Kohle.	Magenspülung, 10 ml 10%iges Natriumthiosulfat und 20 ml 20% Calciumgluconat i. v., Sulfactin, Dimaval.
Marcumar einmalige Aufnahme harmlos, s. Cumarine	Unstillbare Blutungen.	Viel trinken und erbrechen lassen, Kohle, Natriumsulfat, Konakion (1 Amp. oder 40 Tropfen trinken lassen).	Keine i. m. Injektion! Konakion 6 stündl. oral (20 mg), bei schweren Blutungen Plasma(expander)gabe, Frischbluttransfusion, Calcium, Cortison bei Allergie i. v.
Mastix s. Harze		Erbrechen, Lutrol.	
MCPA, MCPB, Mecoprop s. Phenoxycarbonsäuren		Lutrol, Haut u. Augen spülen.	Magenspülung, Plasma(expander).

Vergiftungsmöglich-keiten	Symptome	Sofort-maßnahmen	Therapie
Medinoterbacetat s. Dinitrophenolderivate		Lutrol E 400.	
Mehltaumittel Dedemorph	Augen- und Hautreizung.	Augen u. Haut spülen.	
Mennige (Zinnoberrot) s. Quecksilber, relativ ungiftig		Erbrechen, Kohle.	
Menthol s. Ätherische Öle		Lutrol E 400.	
Mephenesin s. Curare		Beatmen.	
Meprobamat tödl. Dosis ab 10 g, s. Psychopharmaka		Kohle.	Magenspülung, Antidot Physostigmin.
Mercaptane Geruchswarnstoff für Erdgasleitung, Vergiftung unwahrscheinlich, da penetrant stinkend, tränen- und nasenreizend in geringster Konzentration, s. Reizgase	Starke örtliche Reizwirkung, Übelkeit, Schwindel, Erbrechen, Krämpfe, Bewußtlosigkeit, Schock, Atemlähmung, Lungenödem.	Frischluft, Sauerstoffbeatmung, Auxilosonspray (5 Hübe alle 10 min), Haut (Lutrol E 400 oder Wasser und Seife) und Augen spülen.	Therapie eines Lungenödems (Lasix, Cortison, Herzglykoside), Plasma(expander).
Mercaptodimethur s. Carbamate		Erbrechen, Kohle, Haut u. Augen spülen.	Magenspülung, hochdosiert Atropin.
Mescalin Rauschdauer 2–5 Std	Bei vollem Magen zuerst Erbrechen, Pupillenerweiterung, gesteigerte Reflexe, Zittern, kalte Extremitäten, Schock, Atemlähmung, Rauschzustand mit intensiven plastischen und farbigen Visionen, Angst, Depression.	Beruhigend reden, aufpassen, evtl. beatmen.	Bei Erbrechen Paspertin, evtl. sedieren mit Aponal oder Valium oral.

Vergiftungsmöglich-keiten	Symptome	Sofort-maßnahmen	Therapie
Meta-Brennstoff-Tabletten s. Metaldehyd		Erbrechen, Lutrol E 400.	Magenspülung.
Metaldehyd Meta, Trockenbrennstoff, tödl. Dosis 4 g (= 1 Tabl.). Schweres Krampfgift, s. dort, Aldehyde, Methanol	Anfangs Übelkeit, Erbrechen, dann im Verlauf von 1 bis mehreren Std Reflexsteigerung, epileptische oder tetanische Krämpfe, beginnend mit Trismus, Zungenbiß, allgemein tonischen Krämpfen, zuletzt Opisthotonus, Atemstillstand.	Erbrechen, möglichst vorher und nachher Natriumbikarbonatlösung 2%ig trinken lassen, Natriumsulfat, Lutrol E 400.	Magenspülung, bei Krämpfen Valium i. v. Giftausscheidung beschleunigen mit Bikarbonat, Plasma(expander), Hämodialyse.
Metallcarbonyle Eisenpentacarbonyl, Nickelcarbonyl	Nach Einatmung kommt es ca. $1/2$ Std später (Latenzzeit) zur Schädigung der Bronchial-Schleimhaut und der Lungenbläschen und dadurch zum Lungenödem.	Sofort Auxilosonspray inhalieren (5 Hübe alle 10 min).	Behandlung des Lungenödems, Sauerstoffbeatmung, Atropin.
Metallputzmittel s. Laugen (Ammoniak), Glykole, Lösungsmittel (Benzin, Terpentinöl, Tetrachlorkohlenstoff), Säuren (Öl-, Oxal-, Schwefelsäure)	Örtl. Verätzung, Narkose.	pH-Bestimmung (Lauge oder Säure), Eiermilch, Lutrol E 400.	Plasma(expander).
Metallvergiftung s. einzelne Metalle, meist Laugen- oder Säurenwirkung, als Spätfolgen meist Schäden des Nervensystems, der Leber und der Nieren vor allem Capillarschädigung	Örtliche Gewebsschäden, Brechdurchfall, Darmkrämpfe, evtl. Krämpfe, Atemnot, Atemstillstand, Herzrhythmusstörungen, Allergie, Kehlkopfschwellung, Schock, Lungenentzündung, nach einigen Std Me-	Auxilosonspray, sofort (Eier-)Milch oder Lutrol oder andere Flüssigkeit trinken lassen, 30 Kohlekompretten, 2 Eßl. Natriumsulfat, Vergifteten an frische Luft bringen, Haut (Lutrol E 400) und	Sofortige Antidottherapie, s. bei den einzelnen Metallen, Lungenödem-Prophylaxe bzw. Therapie. Valium bei Krämpfen, Mestinon i. m., Antihistaminicum (Cortison), Plasma(expander), in schweren Fällen sofort

Vergiftungsmöglichkeiten	Symptome	Sofortmaßnahmen	Therapie
	talldampffieber, Schüttelfrost, Übelkeit, Erbrechen, Muskel- u. Gelenkschmerzen, Rückbildung in 12–24 Std ohne Schaden.	Augen kräftig spülen, mit Laevilac oder Bifiteral Durchfall erzeugen, evtl. beatmen, Schockprophylaxe.	zur Hämodialyse einweisen!
Metam nur in Extremfällen giftig, s. Thiocarbamate		Erbrechen, Kohle, Haut u. Augen spülen.	Magenspülung, Plasma(expander).
Methoden tödl. Dosis geschluckt ab 100 mg s. Opiate		Beatmen.	Antidot Lorfan i. v.
Methämoglobinbildner (Anilin, Aminophenole [DMAP], Sulfonamide), gefährlich vor allem bei Säugling, Kleinkind, wegen noch nicht voll wirksamer Methämoglobinreduktase.	Zyanose (aschfahl) der Haut, Lippe, Zungengrund, Kopfschmerzen, Hemmnot, Blutdruckabfall, Erregungszustände, dann Bewußtlosigkeit.	Frischluft, Sauerstoff.	Toluidinblau 2 mg/kg i. v.
Methanol (Methylalkohol) Holzgeist, Giftigkeit abhängig vom Füllungszustand des Magens, wird vermindert durch vorherige Äthylenalkoholeinnahme, tödl. Dosis 5–200 ml	Starke örtliche Reizwirkung auf die Schleimhäute, häufig erst nach einer beschwerdefreien Zeit bis zu 24 Std Schwindel, Schwächegefühl, Kopfschmerzen, Übelkeit, Erbrechen, Leibschmerzen, Nebelsehen, Atemnot, Blutdruckabfall, Erregungszustände, Krämpfe, Bewußtlosigkeit, Erblindung, Hirn- und Lungenödem.	Bei Verdacht sofort erbrechen lassen, dann Äthylalkohol trinken lassen (etwa 150 ml Schnaps), Ruhe, Dunkelheit, Wärme.	Weiterhin 2–3 Liter Bier geben, evtl. i. v. Äthylalkohol, Natriumbikarbonat, (250 ml einer 7,5%igen Lösung bis zu 2 ×) als Infusion pro Tag, um undissoziierten Anteil der Ameisensäure im Blut zu senken, der durch Blut/Hirnschranke geht und für Erblindung verantwortlich ist. Dazu Folsäure i. v. (Folsan) 10 mg/kg tägl., um Methanol zu eliminieren (5 Tage lang). Dialyse!

Vergiftungsmöglichkeiten	Symptome	Sofortmaßnahmen	Therapie

Methaqualon
tödl. Dosis ab 15 g, zusammen mit Alkohol bei geringsten Dosen Atemstillstand bzw. ungleiche Pupillen! s. Schlafmittel

		Kohle, beatmen, Schockprophylaxe.	Magenspülung, Plasmaexpander.

Methidathion
s. Phosphorsäureester

		Erbrechen, Kohle, Haut u. Augen spülen.	Magenspülung, hochdosiert Atropin.

Methomyl
s. Carbamate

		Erbrechen, Haut u. Augen spülen.	Magenspülung, hochdosiert Atropin.

Methoxychlor
s. Halogenkohlenwasserstoffe

		Lutrol E 400.	

Methylalkohol
s. Methanol

		Sofort erbrechen, Alkohol (Schnaps) trinken.	Magenspülung.

Methylenchlorid
tödl. Dosis 18 ml, s. Chloroform

		Lutrol E 400	

Methylhalogenide

	Nach langer, beschwerdefreier Zeit Kopfschmerzen, Schwindel, Übelkeit, Erbrechen, Sehstörungen, Erregung, Krämpfe, Schock, Bewußtlosigkeit, Lungenödem, Dampf erzeugt Erfrierungen auf der Haut.	Sofort Frischluft, Auxilosonspray (5 Hübe alle 10 min), Kleider entfernen (Selbstschutz), Haut (z. B. mit 5%iger Natriumbikarbonatlösung) und Augen spülen, Schockvorsorge, Ruhe, Wärme, Haut wie bei Verbrennung behandeln.	Magenspülung, bei Krämpfen Valium i. v., Therapie des Lungenödems (Cortison, Herzglykoside, Lasix).

Vergiftungsmöglich-keiten	Symptome	Sofort-maßnahmen	Therapie
Methylmetiram nur in Extremfällen giftig, s. Thiocarbamate		Erbrechen, Kohle, Haut u. Augen spülen.	Magenspülung, hochdosiert Atropin.
Methyprylon tödl. Dosis ab 5 g, s. Schlafmittel		Kohle.	Magenspülung, Plasma(expander).
Metiram nur in Extremfällen giftig, s. Thiocarbamate		Erbrechen, Kohle, Haut u. Augen spülen.	Magenspülung.
Metobromuron gilt als relativ ungiftig (Harnstoffderivat), s. Lösungsmittel		Lutrol E 400.	
Metoxuron gilt als relativ ungiftig (Harnstoffderivat), s. Lösungsmittel		Lutrol E 400.	
Mevinphos s. Phosphorsäureester		Erbrechen, Kohle, Haut u. Augen spülen.	Magenspülung, hochdosiert Kohle.
Mineralöl s. Halogenkohlenwasserstoffe, Petroleum, Glykole (Trikresylphosphat), Heizöl, Schlucken kleiner Mengen relativ ungiftig	Erbrechen mit der Gefahr, daß Erbrochenes in die Lunge eingeatmet wird, Erstickungsgefahr!	Sofort erbrechen (Kopf tief, Gefahr des Eindringens in die Luftröhre), Paraffinöl.	Chirurgische Drainage bei Verletzungen, Magenspülung bei größerer Menge, Lutrol E 400.
Möbelpflegemittel s. Ätherische Öle, Laugen (Ammoniak), Lösungsmittel (Benzin), Methylalkohol		Lutrol E 400, Natriumsulfat.	Giftauskunft, evtl. Magenspülung.
Molybdän keine Vergiftungserscheinungen zu erwarten, in Ausnahmefällen s. Metalle		Eiermilch.	

Vergiftungsmöglich-keiten	Symptome	Sofort-maßnahmen	Therapie
Monocrotophos s. Phosphorsäureester		Erbrechen, Kohle, Haut u. Augen spülen.	Magenspülung, hochdosiert Atropin.
Monuron, Monolinuron gilt als relativ ungiftig (Harnstoffderivat), s. Lösungsmittel		Lutrol E 400.	
Morfamquat s. Dipyridinium		Sofort Erbrechen, Bentonit.	Bei Verdacht in toxikol. Zentrum.
Morphin tödl. Dosis geschluckt ab 100 mg, s. Opiate		Beatmen.	Antidot Lorfan i. v.
Mottenkugeln s. (Dichlor-)Benzol, Hautresorption!	Örtl. Reizung, Erregung, Blut-, Nerven-, Leber-, Nierenschädigung.	Viel trinken und erbrechen lassen, Kinder viel Himbeersaft oder Ipecacuanha-Sirup trinken lassen, dann erbrechen sie von selbst, Lutrol E 400.	Magenspülung.
Mundwasser in Extremfällen, s. Ätherische Öle, Alkohol, Glycerin		Lutrol E 400.	
Muscarin in Fliegenpilz, Pantherpilz.	Entweder Mydriasis od. Miosis, Erregung, Rausch, Krämpfe, Atemlähmung, Koma.	Erbrechen, Kohle, beatmen.	Magenspülung, Kohle, je nach Symptomatik, entweder Atropin od. Physostigmin als Antidot.
Muscheln Miesmuscheln und Austern, s. Lebensmittelvergiftung, s. Gonyaulax, s. Saxitoxin, meist Allergien auf Muscheleiweiß	Übelkeit, Erbrechen, Durchfälle, juckende Ausschläge.	Erbrechen auslösen, Kohle, Natriumsulfat.	Evtl. beatmen, wie Curare.

Vergiftungsmöglichkeiten	Symptome	Sofortmaßnahmen	Therapie
Muskatnuß Myristicin, tödl. Dosis: 2 Nüsse (Kind), Wirkdauer 10–30 min	Übelkeit, Magenschmerzen, starke Kopfschmerzen, Mundtrockenheit, Herzjagen, Zittern, Halluzinationen, Angst, Atemlähmung.	Künstliche Beatmung, erbrechen lassen.	Aponal zur Sedierung.
Muskelentspannungs-Mittel s. Curare, Meprobamat		Lutrol E 400.	Plasma(expander).
Mutterkornalkaloide tödl. Dosis ab 5 g. Dihydergot, Hydergin, Gynergen, Cafergot, Ergotren, Methergin, Descrilretard, Yohimbin	Erregungszustände, Angst, Kopfschmerzen, Schwindel, Erbrechen, Durchfall, Atemnot, Blutdruckanstieg, Sehstörungen, Krämpfe, anfangs Herzjagen, später Pulsabfall, Schock, Gefäßkrämpfe, Harnsperre.	Sofortiges Erbrechen, anschließend 100 ml einer burgunderroten Kaliumpermanganatlösung trinken lassen, Temperatur messen, evtl. Kohlegabe.	Plasma(expander), Valium bei Krämpfen, Magenspülung mit Kaliumpermanganatlösung bei großer Giftmenge, Blasenkatheter, bei Gefäßkrämpfen Baralgin i. v.
Myrrhe s. Harze		Lutrol E 400.	
Nachtschatten, schwarzer s. Atropin, Nitrat. Genuß unreifer Beeren kann für Kinder tödlich sein.		Erbrechen, Kohle.	Magenspülung, evtl. Antidot Physostigmin.
Nagelhautentferner s. (Aliphatische) Amine, Laugen (Natrium- u. Kaliumhydroxyd)		Kohle, Paraffinöl.	Giftauskunft.
Nagellack s. (Dibutyl)phthalat, Kampfer, Lösungsmittel (Aceton)		Lutrol E 400.	
Nagellackentferner s. Lösungsmittel, Öle		Lutrol E 400.	
Nahrungsmittelvergiftung s. Lebensmittelvergiftung		Erbrechen, Kohle.	

Vergiftungsmöglichkeiten	Symptome	Sofortmaßnahmen	Therapie
Naphthalin tödl. Dosis ab 2 g, Mottenpulver, s. Benzol		Lutrol E 400.	
Naphthol s. Phenol		Eiermilch.	Plasma(expander).
Naphthoxyessigsäuremethylester kaum giftig		Viel trinken und erbrechen lassen, Kohle, Natriumsulfat.	
α-**Naphthylthioharnstoff,** Rattengift.	Brechdurchfall, Lungenwassersucht, Haarwachstumsstörungen.	Erbrechen, Kohle, Natriumsulfat, Auxilosonspray.	Magenspülung, Natriumthiosulfat, i. v.
Narkosegase s. Äther		Beatmen.	
Nasen-Rachen-Reizstoffe Diphenylarsinchlorid (CLARC I, DA, Sternite). Diphenylcyanarsin (CLARC II, DC), Diphenylaminchlorarsin (ADAMSIT, DM), CS (s. Chemische Kampfstoffe)	Nach 1–5 min Nasenreiz, unstillbarer Niesreiz, Schädigung der oberen Atemwege (Rachenreiz), später Kopfdruck, Schmerzen unter dem Brustbein, Husten, Ohrdruck, Kiefer- u. Zahnschmerzen. Hautreizung, teilweise Angst, Benommenheit, unsicherer Gang, Ohnmacht, stärkste Wirkung nach 6–12 min, Wirkungsdauer 2–4 (–6) Std.	Entfernen aus der Atmosphäre, Kleider entfernen, beruhigen, Hustenmittel, frische Luft atmen lassen, Auxilosonspray (5 Hübe alle 10 min).	Bei Brustschmerzen (retrosternal) über 2 Std Gefahr eines toxischen Lungenödems, sedieren.
Nasentropfen s. Ephedrin			
Natriumchlorat s. Chlor		Auxilosonspray.	
Natriumtrichloracetat s. Säuren (Chlorierte Carbonsäuren)		Eiermilch.	Plasma(expander).

Vergiftungsmöglichkeiten	Symptome	Sofortmaßnahmen	Therapie

Nebelkerzen
s. Zinkchlorid

Auxilosonspray.

Nebel, künstl.
(Phosphoroxyde)
s. Phosphorsäure

Haut (mit Lutrol E 400) u. Augen reinigen.

Neburon
gilt als relativ ungiftig (Harnstoffderivat), s. Lösungsmittel

Lutrol E 400.

Neostigmin
tödl. Dosis geschluckt 60 mg, i. m. 10 mg, i. v. noch giftiger s. Acetylcholin

Erbrechen, Kohle, Schockprophylaxe.

Magenspülung, Antidot Atropin.

Nervenkampfstoffe
Tabun, Sarin, V- bzw. VX, Soman, s. E 605-Vergiftung, Phosphorsäureester

Haut u. Augen reinigen.

Antidote Atropin, Toxogonin.

Nesselstoffe
s. Pfefferstoffe

Auxilosonspray.

Analgetika.

Nickel

Schwerer Brechdurchfall, Allergie.

Eiermilch trinken und erbrechen lassen.

Magenspülung, Plasma(expander), Sulfactin.

Nickelcarbonyl
Antiklopfmittel, farblose Flüssigkeit

Nach Inhalation der Gase: Übelkeit, Schwindel, Kopfschmerzen, nach einiger Zeit (bis 3 Tage): Atemnot, blaue Lippen, schneller Puls, Erbrechen, Krämpfe, Erregungszustände, Atemlähmung, Lungenödem.

O_2-Beatmung, äußerst schonender Transport auch scheinbar gesunder Patienten, Auxilosonspray.

Sulfactin, evtl. DMPS, Codein, Valium.

Nikotin
tödl. Dosis ab 40 mg ($^1/_2$ Zigarre, 4 Zigaret-

Schwindel, Übelkeit, schmerzhafte, blutige

Sofort viel (z. B. Kaliumpermanganatlö-

Bei Pflanzenteilen unbedingt noch Magen-

Vergiftungsmöglichkeiten	Symptome	Sofortmaßnahmen	Therapie
ten, 8 g Schnupfpulver) für Erwachsene, Kinder ¹/₄! Auch Goldregen, Färberginster, deutscher Ginster, Stechginster, s. Tabak	Brechdurchfälle, Kopfschmerzen, Schweißausbrüche, Atemnot, Sehstörungen, Erregung, Krämpfe, Herzrhythmusstörungen, Schock, Nierenversagen, Atemlähmung.	sung) trinken und erbrechen lassen. Kohle, Natriumsulfat, Haut und Augen spülen, Frischluft, Schockvorsorge (Ruhe, Wärme).	spülung (mit Kaliumpermanganat), bei Krämpfen Akineton oder Valium. Forcierte Diurese!
Nikotinsäure	Hautrötung, Hitzewallungen, Fieber, Schock, Erregung, Bewußtlosigkeit, Allergie.	Sofort viel trinken und erbrechen lassen. Kohle, Natriumsulfat, Schockvorsorge.	Plasma(expander)-gabe, bei Allergie Antihistaminika (Tavegil, Cortison).
Nitrat, Nitrit Medikamente gegen Herzkranzgefäßverengung (Nitroglycerin), aufgekochter Spinat. Verstärkung durch Alkohol	Schwindel, Kopfschmerzen, Erbrechen, anfangs Hautrötung, später graubraune Haut, blaue Schleimhäute, Herzjagen, Blutdruckabfall, kalte Extremitäten, Krämpfe, Erregungszustände, Bewußtlosigkeit.	Beine hochlagern, beatmen.	Plasma(expander), bei Krämpfen Valium i. v., Toluidinblau (10 ml der 4%igen Lösung i. v.) 2 mg/kg.
Nitrile Cyanide und organische Verbindungen, s. Blausäure		Erbrechen, bei Bewußtlosigkeit u. Atemstillstand 1 Amp. 4-DMAP i. m.	Magenspülung, sofort 1 Amp. 4-DMAP (250 mg) i. v.
Nitrobenzol Lösungsmittel, Photoreagens, Insektenvertilgungsmittel. Riecht nach Bittermandeln	Atemnot, starkes Erbrechen, Darmkrämpfe, blutige Durchfälle, nach einiger Zeit (Stunden bis Tage): Kopfschmerzen, Schwindel, Gangstörungen, blau-graue Extremitäten, Herzjagen, kalte Extremitäten, epileptische	Frischluft, O₂-Beatmung, Lutrol, Haut spülen (Lutrol E 400).	Magenspülung, Paraffinöl, bei Zyanose sofort Toluidinblau 2 mg/kg i. v. (4%ig 10 ml), Wiederholung nach 3 Std 1000 mg Cedoxon i. v. Plasma-(expander)gabe.

Vergiftungsmöglichkeiten	Symptome	Sofortmaßnahmen	Therapie
	Krämpfe, blutiger Urin, Erregungszustände, Wahnvorstellungen, Leberversagen.		
Nitrobenzole, substituierte			
wenig giftig, Methämoglobinbildner bei extrem hoher Dosierung	Nach einer symptomfreien Zeit von einer bis mehreren Std Erbrechen, Darmkoliken, Atemnot, Herzrhythmusstörungen, Schock, blaue Lippen (Methämoglobinämie).	Augen und Haut spülen, benetzte Kleider entfernen, viel trinken und erbrechen lassen, Kohle, Natriumsulfat.	Natriumbikarbonatsubstitution, bei Methämoglobinämie Toluidinblau (2 mg/kg K. G.) i. v.
Nitroglyzerin (Natriumnitrit)	Schock, Atemlähmung.	Giftentfernung.	Plasma(expander).
Nitrolack(-Verdünner) genau so giftig wie andere Lacke (s. dort) s. Äther, Karbonsäureester		Lutrol E 400.	
Nitrose-Gase Gemisch verschiedener Stickstoffoxyde, bräunliches Gas, wird frei beim Verbrennen alter Filme	Schleimhautreizung, Kopfschmerzen, Übelkeit, evtl. Kehlkopfschwellung, einige Std bis 2 Tage beschwerdefrei, dann Atemnot, Atemlähmung, Schock, Lungenödem.	s. Gasvergiftung, Reizgase, Frischluft, Sauerstoffbeatmung, Wärme, äußerst schonender Transport in die Klinik. Auxilosonspray (5 Hübe alle 10 min).	Lungenödemtherapie (Lasix, Cortison, Herzglykoside). Calciumglukonat (20 ml 20%) i. v. in leichteren Fällen, bei Methämoglobinämie Toluidinblau (2 mg/kg i. v.).
N-Lost s. Stickstofflost, Nitrogenmustard, geruchlos, Geranien-Geruch bei Verunreinigung	Ähnlich wie S-Lost wirksam, aber schwächer, Blasen fließen nicht zusammen, Heilung nach ca. 14 Tagen.	s. Lost, Haut (mit Chloramin T) u. Augen sofort spülen.	s. Lost, Natriumthiosulfat i. v. (500 mg/kg).
Novocain s. Procain		Erbrechen, Unterbindung.	Plasma(expander).

Vergiftungsmöglichkeiten	Symptome	Sofortmaßnahmen	Therapie
Obst, gespritztes s. Phosphorsäureester		Erbrechen, Kohle.	Magenspülung, hochdosiert Atropin.
Öl Erdöl, Heizöl, Rohöl, Naphtha, s. Benzin		Lutrol E 400.	Magenspülung.
Ölofenreiniger s. Glykole, Kupfer, Alkohol			
Omethoat s. Phosphorsäureester		Erbrechen, Kohle, Haut u. Augen spülen.	Magenspülung, hochdosiert Atropin.
Opiate Morphin, Codein, Opium, Heroin, synthetische Opiate (Dolantin, Dilaudid, Cliradon, Eukodal, Polamidon, u. a.), Apomorphin, Lorfan	Enge Pupillen, langsamer Puls, langsame Atmung, epileptische Krämpfe, Harnverhalten, Darmlähmung, Übelkeit, Erbrechen, Untertemperatur, Lungenwassersucht, blaue Lippen, Atemlähmung, Hautblässe.	Sofort künstliche Beatmung, nach Schlucken des Gifts, erbrechen lassen, Kaliumpermanganat-, Kohle- u. Natriumsulfatgabe. Schocklagerung, evtl. Herzmassage.	Sofort Lorfan (0,5–2 mg = ml i. v., Wiederholung in 10–20 min Abständen), Valium i. v. bei Krämpfen. Therapie eines anaphylakt. Hirnödems (Kopfschmerzen, Somnolenz, motorische und psychische Unruhe, Desorientiertheit, Pyramidenzeichen, Meningitis), 2 Amp. Lasix i. v. und 40 mg Dexamethason i. v.
Opium tödl. Dosis 2–3 g, s. Opiate		Beatmen.	Antidot Lorfan i. v.
Optalidon s. Schmerzmittel S. 194			
Osmium(-tetroxyd) Glühlampenindustrie, Stechender Geruch der Dämpfe	Lungenwassersucht, Bindehautentzündung, Schnupfen.	Milch oder Lutrol trinken, Auxiloson.	Sulfactin, evtl. Magenspülung.

Vergiftungsmöglich-keiten	Symptome	Sofort-maßnahmen	Therapie

Osmiumsäure
s. Salzsäure

Eiermilch trinken lassen.

Plasma(expander).

Ostereierfarben
ungiftig

Oxalsäure
Fleckenentfernungs-, Bleich- u. Putzmittel, Entroster, Kleesalz, Rhabarber, Sauerampfer, tödl. Dosis ab 5 g, Calciumoxalatbildung im Körper

Heftige Magenschmerzen, Erbrechen (schwarze Massen), Schock, tetanische Krämpfe, Blutzersetzung, Nierenversagen, Leberschädigung, Herz-Kreislauf-Versagen.

Eiermilch trinken lassen.

Sofort Magenspülung (mit Calciumgluconat, am Ende ca. 40 g belassen), wiederholt 20 ml 20%ige Lösung i. v., sofort forcierte alkalisierende Lasix-Diurese, Hämodialyse!

Oxycadon
tödl. Dosis geschluckt ab 100 mg, s. Opiate

Beatmen.

Antidot Lorfan i. v.

Oxychinolinsulfat
s. Chinin

Erbrechen, Kohle.

Magenspülung.

Ozon
starkes Oxydationsmittel. Desinfektionsmittel, entsteht beim Schweißen, bei UV-Bestrahlung, verunreinigt durch Nitrose-Gase (s. dort)

Schleimhautreizung, Übelkeit, Brechreiz, Kopfschmerzen, Schwindel, Atemnot, Untertemperatur, Lungenwassersucht, Krämpfe.

Ruhe, Wärme, Frischluft, Auxiloson-Spray (5 Hübe alle 10 min).

Valium bei Krämpfen, Therapie eines Lungenödems (Lasix, Cortison, Herzglycoside), Sauerstoffbeatmung.

Pantherpilz
(Amanita pantherina)
s. Muscarin

evtl. Antidot Physostigmin.

Papageienfisch
s. Ciguatera-Toxin

Papaverin

Blutdruckabfall, Herzrhythmusstörungen, Atemnot, Krämpfe, Lähmungen, Bewußtlosigkeit, Schock.

Sofort viel trinken und erbrechen lassen, Kohle, Natriumsulfat, Schockvorsorge, beatmen.

Plasmaexpander, Valium bei Krämpfen.

Vergiftungsmöglich-keiten	Symptome	Sofort-maßnahmen	Therapie
Paracetamol s. Anilinderivate		Erbrechen, Kohle.	Bei Methämoglobin-ämie Toluidinblau.
Paradichlorbenzol s. Halogenkohlenwas-serstoffe		Paraffinöl.	
Paraquat s. Dipyridinum (s. S. 124)		Sofort Haut spülen, erbrechen, Bentonit-gabe.	Sofort toxikolog. Spe-zialstation.
Parathion E 605, s. Phosphorsäu-reester		Sofort Erbrechen, Haut reinigen.	
Parfüm s. Ätherische Öle, Al-kohole, Lösungsmittel		Lutrol E 400.	
PCB (Polychlorierte Biphe-nyle) (Lebergift) s. Ha-logenkohlenwasser-stoffe, Isoliermaterial in Elektroindustrie. Beißender Geruch (giftig) beim Verbren-nen. Fettlöslich, An-reicherung in der Nah-rungskette (Umwelt-gift)		Erbrechen, Kohlega-be, Auxilosonspray (5 Hübe alle 10 min).	
Pelletierin s. Coniin		Erbrechen, Kohle.	Magenspülung.
Penicillin s. Antibiotika	Allerg. Hautausschlag.	Einnahme beenden.	Plasma(expander) Cortison.
Perazin s. Phenothiazine		Kohle.	Magenspülung, Anti-dot Physostigmin.
Perchloräthylen Fleckenwasser, s. Te-trachlorkohlenstoff		Lutrol E 400.	Magenspülung, for-cierte Abatmung.

Vergiftungsmöglich-keiten	Symptome	Sofort-maßnahmen	Therapie
Peroxyde Bleichmittel, Feuerwerkskörper, Sprengmittel, s. Wasserstoffperoxyd		Kohle, Erbrechen.	Plasma(expander).
Perphenazin s. Phenothiazine		Kohle.	Magenspülung, Antidot Physostigmin.
Perubalsam enthält ungiftiges Harz und Benzylbenzoat (s. Ester der Carbonsäuren), das sehr giftig ist	Bewußtlosigkeit, Lungenödem.	Nach Einnahme großer Mengen wie bei Alkoholvergiftung, Auxilosonspray.	
Petermännchen (Trachinus) in flachem Wasser vorkommend, 15–45 cm lang, wühlt sich im Sand ein, aus dem nur die Rückenflosse mit beweglichem Giftstachel hervorragt. Watende werden an Füßen, Fischer und Angler an Händen gestochen	Sofort nach dem Stich heftige Schmerzen, die bis 24 Std anhalten. Starke Schwellung und Blutfärbung an Einstichstelle. Später Atemstörungen, Angstgefühl, starkes Schwitzen, kleiner, langsamer Puls, Delirien, Krämpfe, Kollaps.	Wie Kreuzotterbiß, sehr warmes Wasser aufträufeln, da Protein-reiches Gift durch heißes Wasser zerstört wird.	Calcium, Cortison, Antiserum liegt nicht vor, Tetanusprophylaxe, Alkoholumschläge.
Pethidin tödl. Dosis geschluckt ab 1 g, s. Opiate		Beatmen.	Antidot Lorfan.
Petroleum s. Benzin, tödl. Dosis 250 ml		Lutrol E 400.	Magenspülung, forcierte Atatmung.
Pfefferstoffe Capsaicin, tierische und pflanzliche Nesselstoffe (Histamin, Acetylcholin, 5-Hydroxytryptamin, Vanillylamine, N-Methyl-Tryptamine)	Nach Hautverletzung starkes Jucken und Brennen mit Rötung und Schwellung. Nach Einatmung ähnliche Reaktionen in Lungenbläschen und Bronchien.	Auxilosonspray inhalieren (5 Hübe alle 10 min).	Schmerzmittel.

Vergiftungsmöglich-keiten	Symptome	Sofort-maßnahmen	Therapie

Pfeiffrösche
(Leptodactyline)
s. Cocoi-Gift

Pflanzen, giftige

| allgem. s. Ätherische Öle | Brechdurchfall, Kreislaufstörungen, Krämpfe, Atemlähmung, Schock. | Erbrechen, Kohle, Paraffinölgabe, beatmen, Schockprophylaxe, Herzmassage, Haut mit Lutrol E 400 reinigen. | Magenspülung, Paraffinöl, Kohle, Plasma-(expander), Valium b. Krämpfen, Kochsalz-(Kalium-)infusion mit Psyquil Antidot Physostigmin. |

Adonis (Frühlings-), s. Digitalis
Akazie (falsche) (Robina pseudoacacia)
Alraune (Mandragora atropa), s. Atropin, s. Ätherische Öle (Rinde, Früchte, Samen)
Andromeda-Arten, s. Aconitin
Aronstab (gefleckter) (Arum macalatum), s. Saponine, Blausäure (DMAP!)
Besenginster (gemeiner) (Sarothamus scoparius), s. Coniin, Nikotin.
Betelnuß (tödl. Dosis 50 mg), s. Acetylcholin
Bilsenkraut (Hyoscyamus), s. Atropin
Bingelkraut (Mercurialis), s. Blausäure, Saponine
Bittersüßer Nachtschatten (für Kinder 30–40 Beeren tödlich) (Solanum Dulcamara), s. Atropin
Blasenstrauch (gelber) (Colutea arborescens), s. Ätherische Öle
Blaugrüne Binse (Juncus inflexis), s. Blausäure
Bocksdorn (Lucius barbarum), s. Atropin-Antidot Physostigmin
Bohnen, Bucheckern (Fagus, silvatica), s. Oxalsäure, Ätherische Öle
Buchsbaum (Buxus semper virens), s. Krampfgifte
Buchweizen (Fagopyrum esculentum)
Buschwindröschen (Anemone, nemorosa), s. Digitalis, Saponine
Ceder (Juniperus), s. Ätherische Öle
Christrose (Helleborus niger), s. Digitalis, Saponine
Dreizackgewächse (Junca ginaleae), s. Blausäure
Efeu (gemeiner) (Hedera Helix), s. Ätherische Öle (Beeren!)
Eibe (Taxus baccata)
Einbeere (vierblättrig) (Paris quadrifolia), s. Saponine
Eisenhut-Arten (Aconitium), s. Aconitin
Erbsenstrauch (Caragana arborescens lam), s. Acetylcholin
Essigbaum (Rhus typhina), s. Abführmittel
Farn (Aspidium filix) (Wurzeln), s. Ätherische Öle
Faulbaum (Rinde) (Rhamnus framirula), s. Abführmittel
Feuerbohne (Phaseolus coccineus), s. Blausäure (rohe Samen und Hülsen)
Fingerhut (roter) (Digitalis purpurea), s. Digitalis
Flohknöterich (Polygonum purpurea), s. Abführmittel, Lebergift
Germer, weicher (Veratrum album), s. Veratrumalkaloide
Giftsumach (Rhus toxicodendron), s. Aconitin (Hautreizung)
Ginster (Genista), s. Acetylcholin
Glyzinie (Wistaria sinesis), s. Ätherische Öle

Vergiftungsmöglich-keiten	Symptome	Sofort-maßnahmen	Therapie

Goldlack (Cheiranthus Cheiri), s. Digitalis, Abführmittel
Gottesgnadenkraut (Gratiola ufficinalis), s. Digitalis
Gränke-Arten (Andromeda polifolia), s. Aconitin
Granatapfelbaum, s. Coniin
Hahnenfuß-Arten (Ranuncula), s. Digitalis, Saponine
Heckenkirsche (Lonicera xyloyteum), s. Ätherische Öle (Beeren)
Hederich-Arten (Raphanus raphanistrum), s. Senföle, s. Blausäure
Heracleum-Arten, s. Saponine
Herbstzeitlose (Colchicum autumiale), s. Colchicin
Holunder (Sambucus, canadensis), s. Ätherische Öle (unreife Beeren)
Hundspetersilie (Aethusa cynapium), s. Coniin
Jasmin (gelber) (Gelsemium, semper virens), s. Atropin
Judenkirsche (Phisalis alkekendi) s. ätherische Öle
Kälberkropf, s. Atropin, Antidot Physostigmin
Kartoffel (unreif) (Tuberosis solanum), s. Atropin (Solanin) Antidot Physostigmin
Klee (Trifolium) (Weiß-, Rot-, Schwedischer), s. Blausäure, Saponine
Kokkelskörner (2–3 g tödl.), s. Krampfgifte
Koloquinten (Citrullus colocynthidis), s. Abführmittel
Kreuzdorn (Rhamnus cathartica), s. Abführmittel
Kreuzkraut (Senicio vulgaris), s. Mutterkornalkaloide
Kronwicke (bunte) (Coronilla caria), s. Digitalis
Küchenschelle (Anemona pulsatilla), s. Saponine
Kuhschelle-Arten (Pulsatilla), s. Digitalis, Saponine
Latana camara (Früchte), s. Atropin
Lebensbaum (Thuja-Arten), s. Krampfgifte, Ätherische Öle
Leinsamen (Linum), s. Blausäure
Liguster (Ligustrum), s. Ätherische Öle (Hautreizung!)
Maiglöckchen (Convallaria majalis), s. Digitalis
Mauerpfeffer (Sedum acre), s. Solanin
Mistel (Viscum album), s. Aconitin
Nachtschatten (Solaum nigrum und dulca mara), unreife Beeren für Kind tödlich, s. Atropin, Antidot Physostigmin
Narzisse (Narcissus pseudon). (gelbe, Wald-) in großen Mengen, s. Ätherische Öle
Nickendes Perlgras (Melica nutans), s. Blausäure
Nieswurz (weiß) (Veratrum album), s. Digitalis, Saponine
Nieswurz (schwarz) (Helleborus niger), s. Digitalis, Saponine
Oleander (Nerium oleander), s. Digitalis, Ätherische Öle
Perückenstrauch (Cotinus coggyria Scop), s. Hydrochinone, organ. Säuren
Pfaffenhütchen (Euonymus), s. Digitalis, Ätherische Öle, s. Pilze, s. Fliegenpilz, s. Pantherpilz
Rhabarber (Rhizoma rhei), s. Abführmittel, Oxalsäure
Rhododendron-Arten, s. Aconitin (Blätter, Blüten)
Rittersporn-Arten (Delphinium), s. Aconitin
Rosmarinheide (Andromeda polifolia), s. Aconitin
Sadebaum (Iuniperus sabina), s. Ätherische Öle
Salbei (Salvia officinalis), s. Krampfgifte
Salomonsiegel (Beeren) (Polygonatum adoratum), s. Digitalis
Sauerampfer (Rumec, acetosa), s. Oxalsäure (Calciumgabe!)
Seidelbast (Dapne-mecereum) (wenig Beeren giftig), s. Ätherische Öle, organ. Säuren

Vergiftungsmöglich-keiten	Symptome	Sofort-maßnahmen	Therapie

Sennesblätter, s. Abführmittel
Sumpfporst (Ledum palustre), s. Ätherische Öle
Stechapfel (Datura stramonium) (gemeiner), s. Atropin (Antidot Physostigmin)
Stechhülsen (Ilex aruifolium), Beeren f. Kinder tödlich, s. Ätherische Öle, Coffein, Saponine
Stechpalme (Ilex aquifolium), s. Ätherische Öle (Beeren)
Schafgarbe (Achilea millefolium), s. Blausäure
Schierling (Conium imaculatum), s. Coniin
Schierling (gefleckter) (Conium maculatum) (Samen, Wurzeln!), s. Coniin
Schlaf-Mohn (Papaver somniferum), s. Opiate
Schlangenkraut (Calla palustris), s. Saponine, Blausäure
Schneeball (Viburnum), s. Ätherische Öle
Schneebeere (Symphoricarpus albus), s. Saponine (Hautreizung)
Schöllkraut (Cheliponium majus), s. Papaverin
Schöterich (bleicher) (Erysimum crepidifolium), s. Digitalis
Schwalbwurz (Cynanchum vincetoxicum), s. Digitalis, Saponine
Thuja, s. Krampfgift, Ätherische Öle
Tollkirsche (Atropa belladonnae) tödl. Dosis 3–5 für Kinder, Antidot Physostigmin
Vogelbeere (Sorbus ancuparia), s. Abführmittel (viele Beeren)
Wald-Geißblatt (Lonicera Periclymenum) (Beeren), s. Saponine, Phenole
Waldrebe (Clematis), s. Krampfgifte
Wasserschierling (Cicuta virosa), s. Krampfgifte
Wasserschwaden (Glycera maxima), s. Blausäure
Wasserschwertlilie (Iris pseudacorus), s. Ätherische Öle
Wein (wilder) (Parthenocissus quinquefolia), s. Abführmittel
Wermut, s. Krampfgifte
Wicken-Arten (Vitia), s. Blausäure
Windengewächs (tropische) (Concolvulaceae), s. LSD
Wolfskraut (Aristolochia dematitis), s. Ätherische Öle
Wunderbaum (Ricinus communis) Samen (Blätter) sehr giftig, s. Abführmittel
Zaunrübe (Bryonia dioica), tödl. Dosis 15 f. Kinder, Erw. 40, s. Ätherische Öle
Zwergholunder (Sambucus ebulus), s. Blausäure, Ätherische Öle
Zwergmispel (Cotoneaster integerrima Medic), s. Blausäure

Pflanzengifte

s. Herbizide		Sofort erbrechen, Kohle, Lutrol.	Magenspülung, Giftnachweis!

Pflanzenschutzmittel

s. Schädlingsbekämpfungsmittel		Sofort erbrechen, Kohle, Lutrol.	Magenspülung, tox. Zentrum.

Phenacetin

tödl. Dosis ab 5 g, s. Anilinderivate		Erbrechen, Kohle.	Magenspülung.

Phenkapton

s. Phosphorsäureester		Erbrechen, Kohle, Haut u. Augen spülen.	Magenspülung, hochdosiert Atropin.

Vergiftungsmöglich-keiten	Symptome	Sofort-maßnahmen	Therapie
Phenmedipham s. Carbamate		Erbrechen, Kohle, Haut u. Augen spülen.	Magenspülung, hochdosiert Atropin.
Phenol Desinfektions-, Pflanzenschutz- und Konservierungsmittel; in Farb-, Spreng- u. Kunststoffen. Pharmaka. Tödl. Dosis ab 1 g, durch die Haut ab 10 g	Anfangs weißer, später rot-brauner Schorf, anfangs örtlich starke Schmerzen, später Unempfindlichkeit, Verätzungen, Speichelfluß, Benommenheit, Kopfschmerzen, Ohrensausen, Erregungszustände, Krämpfe, Temperatursenkung, langsamer Puls, Atemnot, Schock, Nierenversagen, typischer Geruch der Atemluft, Tod in wenigen Minuten möglich.	Sofort Speiseöl oder Eiermilch (kein Paraffinöl!) trinken und erbrechen, Kohle und Natriumsulfat, benetzte Kleider entfernen, Haut und Augen mit Lutrol E 400 und Wasser spülen (s. Laugen), O_2-Beatmung, kein Alkohol.	Magenspülung mit Wasser und Zusatz von Calciumgluconat, Kohle und Natriumsulfat instillieren, Plasmaexpander, Valium bei Krämpfen, Analgetica, Stenoseprophylaxe mit Cortison (s. Laugen), Hämodialyse, evtl. Toluidinblau bei Methämoglobinämie, Azidosetherapie mit Natriumbikarbonat.
Phenolphthalein s. Phenol		Eiermilch, Lutrol.	Magenspülung.
Phenothiazine s. Psychopharmaka, s. Schlafmittel	Trotz schwerer Vergiftung oft noch ansprechbar, unruhig, Krampfneigung, unregelmäßiger Puls, (Herzrhythmusstörungen), schneller Puls, Pupillen oft weit, Haut warm, später Bewußtlosigkeit, Herzstillstand, Atemlähmung.	Erbrechen nur frühzeitig möglich (wegen Lähmung des Brechzentrums), Lutrol, Kohle, Atemwege freihalten.	Antidot Physostigmin i. v. (s. dort), Magenspülung, Plasma(expander), EKG, bei Krämpfen keine Benzodiazepine, sondern Physostigmin oder Barbiturate.
Phenoxycarbonsäuren	Kopfschmerzen, Schwäche, Übelkeit, Erbrechen, Durchfälle, nach einiger Zeit Schmerzen und Taubheitsgefühl und Lähmungen in Armen und	Sofort Lutrol E 400 trinken lassen, Kohle, Natriumsulfat, benetzte Kleider entfernen. Haut mit Wasser und Seife (oder Lutrol) wa-	Sofort Magenspülung nach Intubation. Therapie des Lungenödems (Lasix, Cortison, Herzglykoside), Plasmaexpander, Antiarrhythmika (Xy-

Vergiftungsmöglichkeiten	Symptome	Sofortmaßnahmen	Therapie
	Beinen: bei großer Dosis Bewußtlosigkeit, Lungen- u. Hirnwassersucht, Herzrhythmusstörungen, Herzversagen.	schen, Pulskontrolle, Schockprophylaxe, Augen spülen.	locain, Chinidin, Neo-Gilurytmal).
Phenylbutazon s. Pyrazolon		Erbrechen, Kohle.	Magenspülung.
Phenylendiamin s. Anilin		Erbrechen, Kohle.	Toluidinblau.
Phorate s. Phosphorsäureester		Erbrechen, Kohle, Haut u. Augen spülen.	Magenspülung, hochdosiert Atropin.
Phosalone s. Phosphorsäureester		Sofort erbrechen! Haut u. Augen spülen.	Magenspülung, hochdosiert Atropin (2–5–10 mg i. v.)
Phosgen in geringster Konzentration tödl. (50 ppm in wenigen min), in der Lunge wird Salzsäure frei. Geruch nach faulem Heu.	Nach mehrstündiger beschwerdefreier Zeit Atemnot, quälender Husten, Schaumbildung, z. T. blutig, Beschwerden nehmen bis etwa 8 Std zu und klingen bei Überleben langsam ab. Lange Zeit danach quälender Husten mit Schmerzen unter dem Brustbein, blutiger Auswurf, blaue Lippen, Schock.	Bei geringstem Verdacht sofort Auxilosonspray (5 Hübe alle 10 min) einatmen lassen, sofort äußerste Ruhe und Flachlagerung, Wärme, benetzte Kleider ausziehen, Haut mit Lutrol E 400 abwaschen. Sauerstoffangereicherte Luft atmen lassen. Keine künstl. Beatmung.	Bei Verdacht sofort Prophylaxe, Auxiloson (5 Hübe alle 10 min), Cortison i. v., später Therapie (Lasix, Herzglykoside) des Lungenödems, Plasmaersatzpräparat infundieren, Natriumbikarbonatzufuhr zur Therapie der Azidose.
Phosphamidon s. Phosphorsäureester		Erbrechen, Kohle, Haut u. Augen spülen.	Magenspülung, hochdosiert Atropin.
Phosphate bisher keine Vergiftungen			

Vergiftungsmöglich-keiten	Symptome	Sofort-maßnahmen	Therapie
Phosphide durch Feuchtigkeit wird Phosphorwasserstoff (s. dort) frei		Frischluft, Schock-vorbeugung, Auxi-losonspray.	Plasma(expander).
Phosphin = Phosphorwasserstoff (s. dort)		Frischluft, Auxi-losonspray, Schock-vorbeugung.	Plasma(expander).
Phosphine sehr giftig s. Phosphin		Frischluft, Auxi-losonspray, Schock-vorbeugung.	Plasma(expander).
Phosphite bisher keine Vergiftungen			
Phosphor, roter gilt als relativ ungiftig		Erbrechen, Kohle.	
Phosphor, schwarzer gilt als relativ ungiftig		Erbrechen, Kohle.	
Phosphor, weißer tödl. Dosis ab 0,05 g. Giftaufnahme auch durch die Haut	(Blutige) Brechdurchfälle, Schock, nach kurzer Besserung erneut auftretend, Gelbsucht, Leberschmerzen, Blutungsneigung, Erregungszustände, Krämpfe, Benommenheit, Nieren- u. Leberversagen.	Viel trinken lassen, Erbrechen, Natriumsulfatgabe, beatmen, Haut sofort (mit Lutrol E 400) abwaschen.	Magenspülung mit 1%iger Kupfersulfatlösung oder 0,1%iger Kaliumpermanganatlösung, Lutrol E 400, Natriumsulfat, Plasmaexpander, Konakion, Analgetika, Haut wie bei Verbrennungen behandeln.
Phosphorhalogenide(-chloride) s. Chlor		Auxilosonspray.	
Phosphorige Säure gilt als relativ ungiftig		Eiermilch.	
Phosphoroxyde s. Phosphorsäure		Eiermilch.	

Vergiftungsmöglichkeiten	Symptome	Sofortmaßnahmen	Therapie

Phosphorsäure(ester)

Pflanzenschutz- u. Schädlingsbekämpfungsmittel, Kampfstoffe, Lösungsmittel, Weichmacher. Tödl. Giftwirkung auch über Lunge, Auge oder Haut! (z. B. E 605 und Nervenkampfstoffe).	Sofort vermehrter Speichel-, Tränen- und Schweißfluß, extrem enge Pupillen, Kopfschmerzen, Übelkeit, Erbrechen, Durchfall, langsamer Puls, Blutdruckabfall, Atemnot, Angst, Erregung, fibrilläre Zuckungen, Krämpfe, Lähmungen, später weite Pupillen, Herzjagen, hoher Blutdruck, Tod.	Sofort Eiermilch trinken und erbrechen lassen (Vorsicht, nicht mit Erbrochenem in Berührung kommen, Gummihandschuhe), viel Kohle, Natriumsulfat, sofort benetzte Kleider entfernen, Haut mit Lutrol E 400 oder 5%iger Natriumbikarbonatlösung, Chloramin T oder Wasser und Seife spülen. Augen mit viel Wasser oder 3%iger Natriumbikarbonatlösung spülen. Beatmen, Ruhe, Dunkelheit, Wärme. Atropin i. m.!	Sofort 2–10–50 mg Atropin i. v., Wiederholung nach 10 min, bis Atmung normalisiert, Krämpfe verschwunden und Pupillen mittelweit (Vorherrschen der Atropinwirkung), Sauerstoffbeatmung, Toxogonin (3–4 mg/kg i. v.) nur wenn Vergiftung nicht älter als 1 Tag ist, 1–2mal Wiederholung nach jeweils 2 Std möglich. Dann Magenspülung mit 5%iger Natriumbikarbonatlösung, noch vor Klinikeinweisung! Bei Krämpfen Curarisierung (Suxamethonium) od. Valium.

Phosphorsäuren

25%ig, s. Säuren		Eiermilch.	

Phosphorsulfide

s. Schwefelwasserstoff		Giftentfernung.	Antidot DMAP.

Phosphorwasserstoff

= Phosphin, sehr giftiges Gas, riecht nach Knoblauch, s. Reizgase	Kopfschmerzen, Schwindel, Brechdurchfall, Schock, Atemnot, Krämpfe, Lungenödem, Leber- u. Nierenversagen.	Frischluft, Sauerstoff, flach lagern, Giftentfernung. Auxiloson inhalieren (5 Hübe alle 10 min).	Plasmaexpander, Bikarbonatinfusion, Konakion, Hämodialyse!

Photo

s. Foto

Photo-Fixierbad

geringe Laugenzusätze, Tenside, Natriumthiosulfat, kaum Giftwirkung zu erwarten		Kein Erbrechen nötig.	

Vergiftungsmöglich-keiten	Symptome	Sofort-maßnahmen	Therapie
Photoentwickler s. Anilin (Aminophenole, Hydrazin, Phenylendiamin), Brom, Chrom, Laugen, Formalin (Paraformaldehyd), Phenol (Hydrochinon), Rhodanide, Säuren	s. Methämoglobinbildner (s. S. 162 u. 54).	Sofort viel trinken und erbrechen lassen, Lutrol, Kohle u. Natriumsulfatgabe, beatmen, pH-Bestimmung, Giftauskunft.	Magenspülung, evtl. nach Intubation, Plasmaexpander, bei Methämoglobinämie Toluidinblau (2 mg/kg KG i. v.).
Phoxim s. Phosphorsäureester		Erbrechen, Kohle, Haut u. Augen spülen.	Magenspülung, hochdos. Atropin.
Phthalate s. Phthalsäure		Eiermilch, Haut u. Augen spülen.	Augenarzt, Magenspülung.
Phthalocyanine Farbstoffe, gelten als relativ ungiftig		Kohle, Haut u. Augen spülen.	
Phthalsäure Weichmacher	Örtliche Verätzung, Übelkeit, Brechdurchfall, nach Einatmen Asthma.	Nach Einatmen Haut (mit Lutrol E 400 oder Wasser und Seife), Augen und Mund mit Wasser spülen, Frischluft. Nach Trinken sofort viel Milch trinken lassen.	Augenarzt! Klinikeinweisung (Stenose?).
Physostigmin tödl. Dosis ab 5 mg, Acetylcholinesterasehemmer	Schweißneigung, Speichelfluß, Hautblässe, enge Pupillen, langsamer Puls, Erbrechen, Durchfall, Koliken, Schock, Herzstillstand, Krämpfe.	Sofort viel trinken u. erbrechen lassen, nach Verschlucken des Giftes, Kohle, Natriumsulfat, Schockprophylaxe, Herzmassage.	Magenspülung, EKG, sofort Antidot Atropin (1–2 mg i. v. oder i. m.) laufend, wiederholen, Plasma(expander)-gabe.
Picloram	Nur örtliche Haut- u. Schleimhautreizung.	Mit Wasser abspülen.	

Vergiftungsmöglich-keiten	Symptome	Sofortmaßnahmen	Therapie
Picrotoxin tödl. Dosis ab 20 mg, s. Krampfgifte		Beatmen.	Magenspülung, nach Intubation.
Pilocarpin tödl. Dosis geschluckt 60 mg, i. m. und i. v., noch giftiger, s. Acetylcholin	Starke Schweißbildung.	Erbrechen, Kohle.	Magenspülung, Antidot Atropin.
Pilze die gefährlichsten Pilzgifte sind die des Knollenblätterpilzes und der Lorchel, die beide eine beschwerdefreie Zeit von über 5 Std haben (12–24–36 Std). Alle eßbaren Pilze (Steinpilze!) können durch langes Lagern (über 24 Std) und durch Aufwärmen giftig werden! s. Fliegenpilz s. Pantherpilz	Heftiges Erbrechen, Durchfall, Übelkeit, Sehstörungen, Herzrhythmusstörungen, Atemnot, Schock.	Bei geringstem Verdacht alle möglichen Pilzesser sofort erbrechen lassen (vorher heißes Salzwasser oder irgendeine andere Flüssigkeit, außer Milch, trinken lassen), anschließend Kohlegabe (50 Kompretten) und Natriumsulfatlösung (2 Eßl. in Wasser gelöst) eingeben. 2stündlich 1 Eßlöffel Laevilac, um Durchfall zu erzeugen. Pilzreste mitbringen.	Sofortige Magenspülung, Kohle- u. Natriumsulfatgabe, Plasmaexpander, evtl. sedieren (Valium i. v.), Klinik! Kalium-Substitution, Leberschutzstoffe (Laevilac, Humatin). Bei Verdacht auf Knollenblätterpilzvergiftung sofort Penicillininfusion 1 Mill/kg/KG/die 3 Tage lang, Hämoperfusion. Leberschutzstoffe.
Pindon Indandion, s. Cumarine	Blutungen.	Giftentfernung.	Konakion.
Plastikreiniger s. Alkohol, Tenside			
Platin bisher keine tödliche Vergiftung bekannt	Allergie bzw. Asthma nach Inhalation von Staub oder Dampf.	Beatmen.	Antihistaminika.
Podophyllin tödl. Dosis ab 0,3 g, s. Abführmittel, zur Warzenentfernung 20% Lösung, tödl. Dosis 10 ml, Giftwirkung auch durch die Haut	Schleimhautverätzung.	Haut u. Augen spülen.	Magenspülung.

Vergiftungsmöglich-keiten	Symptome	Sofort-maßnahmen	Therapie
Polizei-Gas s. Tränengas, CS-Gas, Reizgas	Tränenfluß, Augenschmerzen. S. Reizgas.	Augen offenhalten, nicht reiben, Haut u. Augen sofort mit Wasser ausgiebig spülen.	Isogutt od. 3%ige Natriumbikarbonatlösung zum Spülen der Augen verwenden, Augenarzt.
Polsterreinigungsmittel s. Teppichreinigungsmittel		Sab simplex, kein Erbrechen.	Giftauskunft.
Polyglykol s. Glykol	Brechdurchfall, Schock, Atemlähmung.	Erbrechen, Paraffinöl, Kohle, beatmen, Auxilosonspray.	Magenspülung, Dialyse.
Polyphosphate kaum giftig	Brechdurchfall nach Verschlucken möglich.	Kohle, Natriumsulfat.	
Pottasche = Kaliumcarbonat, s. Laugen	Verätzung, Schock.	Eiermilch trinken.	
Procain tödl. Dosis 30 mg/kg i. m.	Speichelfluß, Übelkeit, Erbrechen, Schweißneigung, Schwindel, Erregung, Krämpfe, Herzrhythmusstörungen, Schock, Bewußtlosigkeit, Atemlähmung, Asthma, Allergie.	Sofort viel trinken, Giftentfernung durch Erbrechen, Kohle, Natriumsulfat. Spülung von Haut und Schleimhäuten, nach Injektion Unterbindung der Extremität, Herzmassage, beatmen.	Magenspülung mit Kaliumpermanganat (1%ig), Valium i. v. bei Krämpfen, bei anaphylaktischem Schock Adrenalin und Plasmaexpandergabe, Cortison, Calcium, bei Methämoglobinämie Toluidinblau (2 mg/kg i. v.).
Profenamin s. Phenothiazine		Schockprophylaxe, beatmen, Kohle.	Magenspülung, Antidot Physostigmin.
Promazin s. Phenothiazine		Schockprophylaxe, beatmen, Kohle.	Magenspülung, Antidot Physostigmin.
Promecarb s. Carbamate		Erbrechen, Kohle.	Magenspülung, hochdosiert Atropin.

Vergiftungsmöglichkeiten	Symptome	Sofortmaßnahmen	Therapie
Promethazin s. Phenothiazine		Schockprophylaxe, beatmen, Kohle.	Magenspülung, Antidot, Physostigmin.
Propachlor Anilinderivat	Haut- und Schleimhautentzündung.	Haut sofort mit Wasser und Seife abwaschen, Augen spülen Lutrol E 400.	Magenspülung, Antidot Toluidinblau.
Propham s. Carbamate		Erbrechen, Kohle.	Magenspülung, hochdosiert Atropin.
Propoxur s. Carbamate		Erbrechen, Kohle.	Magenspülung, hochdosiert Atropin.
Prothipendyl s. Phenothiazine	·	Beatmen, Kohlegabe.	Magenspülung, Antidot Physostigmin.
Psychokampfstoffe s. LSD, Benzilate			
Psychopharmaka Wirkung wie Schlafmittel (s. dort) oder Aufputschmittel (s. dort). Steigerung der Wirkung durch Alkohol oder Betäubungsmittel, Kinder sind sehr empfindlich, akute Herzschäden.	Pulsjagen, weite Pupillen, trockene Schleimhäute, Schwitzen, Müdigkeit, Erregung, Verwirrtheitszustände, Harnverhalten, Schiefhals, Zungenschlundkrämpfe, Verstopfung, niedriger Blutdruck, Herzrhythmusstörungen, Herzschwäche, epileptische Krämpfe, hohe Temperatur, Allergie, Atemlähmung, Bewußtlosigkeit, Schock, evtl. rascher Tod im Herzversagen.	Sofort viel trinken und erbrechen (bes. bei Kindern!). Horizontallagerung, Kohle und Natriumsulfat geben, beatmen, evtl. Herzmassage, Zungenschlundkrämpfe sind harmlos. Auslösen von Erbrechen nur vor Wirkungseintritt.	Antidot, Physostigmin, Plasmaexpander, Magenspülung, bei Krämpfen kein Valium, sondern Physostigmin oder Barbiturate.
Pyramidon s. Pyrazalon		Erbrechen, Kohlegabe.	Magenspülung, (Plasma(expander).

Vergiftungsmöglichkeiten	Symptome	Sofortmaßnahmen	Therapie
Pyranocumarin s. Cumarine		Erbrechen, Kohlegabe.	Magenspülung, Konakion.
Pyrazolone Aminophenazon-Pyramidon (tödl. Dosis ab 5 g). Phenylbutazon. In Verbindung mit Alkohol gefährlich!	Brechdurchfall, Erregung, Krämpfe, Schock, Atemlähmung, Allergie, blutiger Urin.	Viel trinken und erbrechen lassen. Kein Erbrechen, falls der Vergiftete schon krampft. Kohle und Natriumsulfat, viel trinken lassen. Kein Tee oder Kaffee. Beatmen. Schockprophylaxe.	Magenspülung, Valium i. v. bei Krämpfen, Plasmaexpander, Konakion bei Blutungen.
Pyrethrum Insektenpulver, geschluckt wenig giftig, tödl. Dosis 1–2 g/kg KG	Bindehautreizung, Bronchialasthma, Brechdurchfall, Kopfschmerzen, Schwindel, Schock, Atemlähmung.	Sofort viel trinken und erbrechen lassen. Kohle, Natriumsulfat. Haut und Augen spülen, beatmen.	Plasmaexpander, Magenspülung.
Pyridin Lösungsmittel	Örtliche Haut- u. Schleimhautreizung, Hustenreiz, Erbrechen, Atemnot (blutiges) Lungenödem, Bewußtlosigkeit, Schock.	Sofort Erbrechen, Paraffin, Natriumsulfat, beatmen, Haut und Augen spülen.	Magenspülung, Lutrol E 400.
Pyridostigmin s. Acetylcholin		Erbrechen, Kohle.	Magenspülung, Antidot Atropin.
Pyrithyldion tödl. Dosis ab 6 g, s. Schlafmittel		Kohle, beatmen.	Magenspülung.
Pyrogallol s. Phenol		Eiermilch.	Magenspülung, Dialyse.
Quallen, Aktinien Meeresschnecken	Lokale Schmerzen, allergische Hautreaktion, Blasenbildung, Krampf der Atemmuskulatur, Schock.	20%ige Anaesthesin-Salbe, beatmen, Antihistamin-Gel, z. B. Soventol Gel.	Cortison i. v., Deseril (2 bis 3 Amp. i. v.), Calcium i. v., Valium i. v., Plasmaexpander.

Vergiftungsmöglich-keiten	Symptome	Sofort-maßnahmen	Therapie
Quartäre Ammoniumverbindungen (Kodan, Zephirol), s. Ammonium		Lutrol E 400.	
Quecksilber Sublimat ($HgCl_2$): tödl. Dosis ab 0,2 g. Einatmen der Dämpfe sehr giftig (Zerspringen einer Lampe. Abbrennen von Pharaoschlangen). Geschluckt erst ab ca. 10 ml gefährlich. Metallisches Quecksilber kaum Giftwirkung.	Grauweißer, blutiger Schorf, Erbrechen, schleimig-blutige Durchfälle, Speichelfluß, Metallgeschmack, Harnsperre, Schock, Herzjagen, Fieber, Kehlkopfschwellung, Erregungszustände, Zittern, Sprach-, Seh-, Schluck- u. Hörstörungen, Krämpfe.	Sofort Eiermilch trinken, erbrechen (s. Metalle).	Sofort D-Penicillamin (Metalcaptase) oder Dimercaprol (Sulfactin), besser DMPS. Magenspülung mit Milch, Plasmaexpander, Hämodialyse! Natriumthiosulfat 20 ml einer 10%igen Lösung, wiederholt i. v. evtl. Calcium-EDTA.
Quintozen s. Nitrobenzole, substituierte		Erbrechen, Kohle.	Magenspülung, Antidot Toluidinblau.
Rachen-Reizstoffe s. Nasen-Rachen-Reizstoffe		Frischluft, Auxilosonspray.	
Radioaktive Stoffe s. ionisierende Strahlen		Schockprophylaxe.	Calcium-EDTA.
Rasierseife(creme) Natrium- u. Kaliumseifen, Glycerin (s. dort)		Sab simplex, Lutrol E 400.	
Rasierwasser Alkohol, Äther, Öle			
Ratten- und Mäusegift s. Arsenik, Thallium, Zinkphosphid, Cumarine, α-Naphthylthioharnstoff		Erbrechen, Kohle.	Magenspülung, Giftauskunft.
Rauch s. Kohlenmonoxyd, Blausäure, Reizgase		Frischluft, Auxilosonspray.	Sauerstoff-Beatmung, sedieren, Antidote.

Vergiftungsmöglichkeiten	Symptome	Sofortmaßnahmen	Therapie
Raupen, Schmetterlinge			
	Örtliche Schmerzen, allergische Hautreaktion, Augenbindehautentzündung.	Haare entfernen, Augen mit Wasser spülen.	Cortison und Calcium i. v., Augensalbe, Tavegil, Soventol-Gel.
Reinigungsmittel s. Waschmittel			
Reisetabletten Bonamine, Vomex A, s. juckreizstillende Mittel		Kohle, beatmen.	Magenspülung, Antidot Physostigmin.
Reizgase			
	Schleimhautreizung, Husten, Heiserkeit, Atemnot, blaue Lippen, Kehlkopfkrampf, Ersticken, Lungenödem.	Vorsicht vor Selbstvergiftung des Retters (Anseilen, Atemschutzmaske), Frischluft, Auxilosonspray (alle 10 min 5 Hübe einatmen), flach lagern, Ruhe, Wärme, Haut und Augen spülen, schonender Transport.	Cortison i. v., Lasix, Herzglykoside, Intubation, Sauerstoffbeatmung, Vorsicht bei Opiaten (Atemdepression).
Reserpin s. Psychopharmaka, Hochdruckmittel		Kohle, beatmen.	Magenspülung.
Resorcin s. Phenol		Eiermilch, Haut u. Augen spülen.	Magenspülung.
Rhodandinitrobenzol s. Nitrobenzole, substituierte		Erbrechen, Kohle.	Magenspülung, Antidot Toluidinblau.
Rhodanide z. T. sehr giftig	Brechdurchfall, Erregung, Stumpfsinn, Krämpfe, Schock.	Viel trinken und erbrechen lassen, Schockprophylaxe.	Magenspülung, Valium i. v. bei Krämpfen.

Vergiftungsmöglichkeiten	Symptome	Sofortmaßnahmen	Therapie

Rizinusöl
s. Abführmittel (Ricinoleinsäure), tödl. Dosis des Samens: 20 für Erwachsene, 3–6 für Kinder

		Lutrol E 400.	Magenspülung, Kaliumsubstitution.

Rohrfrei u. Rohrreiniger
s. starke Laugen (Ätznatron, Natriumnitrat, Salpeter), bis 30% Natriumnitrat

		Lutrol E 400 trinken lassen.	Bei Methämoglobinämie Toluidinblau (s. S. 38).

Rosenspritzmittel
s. Thiocarbamate

Rostschutz- u. -Entfernungsmittel
s. Antimon(chlorid), Hydroxylamin(hydrochlorid), (Natrium) Nitrit (weiße Tabl.), Säuren, Laugen, Lösungsmittel, Mineralöl

	Besonders bei Kleinkindern, Blaufärbung der Haut, Schock, Atemlähmung.	Beatmen, sofort viel trinken lassen. pH-Bestimmung, evtl. erbrechen lassen, Kohle, Lutrol E 400, bzw. Eiermilch.	Plasmaexpander, Toluidinblau (2 mg/kg KG i. v.), Zusammensetzung erfragen! Evtl. Magenspülung.

Rotenon
Extrakt, geschluckt kaum giftig, tödl. Dosis 0,3 g/kg KG, s. Halogenwasserstoffe

	Erbrechen, Atemnot, Zittern, Krämpfe, Atemlähmung.	Sofort viel trinken und erbrechen lassen, Kohle, Natriumsulfat, beatmen.	Magenspülung, Valium i. v. bei Krämpfen, künstl. Beatmung.

Rußentferner
s. Säuren, Kupfer, Zink

		(Eier)Milch trinken lassen, Kohle, Natriumsulfat.	Natriumthiosulfat i. v., Plasmaexpander, forcierte Diurese, Hämodialyse!

Saatbeizmittel
s. Quecksilber, Chlor-Kohlenwasserstoffe (Lindan)

Safran
tödl. Dosis 5–10 g, s. Ätherische Öle

		Erbrechen, Paraffinöl.	Magenspülung, Valium b. Krämpfen.

Sagrotan
s. Phenol

Vergiftungsmöglich-keiten	Symptome	Sofortmaßnahmen	Therapie
Salicylsäure Aspirin, tödl. Dosis ab 10 g, enthalten in vielen antirheumatischen Mischpräparaten und Schmerzmitteln, Hühneraugenmitteln; Wintergrün, tödl. Dosis 2–5 g	Brechreiz (blutiges Erbrechen), Durchfall, Schwindel, Kopfschmerzen, Ohrensausen, Schweißausbruch, Atemnot, verstärkte Atmung, Krämpfe, Herzrhythmusstörungen, Blutdruckabfall, Schleimhautblutungen, Schock, Bewußtlosigkeit, Untertemperatur oder Fieber.	Sofort Erbrechen auslösen, Kohle. Viel trinken lassen, evtl. beatmen. Schockprophylaxe, Temperatur messen und normalisieren (Schutz vor Unterkühlung oder Überwärmung).	Möglichst nicht sedieren (Atemstillstand, Alkalose), möglichst Magenspülung und Kohleninstillation, sofortige Bikarbonat- oder Trispuffer-Infusion, evtl. Plasmaexpander, Kontrolle der Nierenausscheidung, Hämodialyse! Konakion bei Bedarf.
Salmiakgeist s. Ammoniak		Auxilosonspray, sedieren, Eiermilch.	
Salpetersäure rohe 65%ig, tödl. Dosis 5–10 ml (s. Säuren)	Gelber Ätzschorf.	Eiermilch, Pyracidosorb.	Plasmaexpander, Antidot Toluidinblau.
Salzsäure 33%ig, tödl. Dosis 5–20 ml, (s. Säuren)	Weißer Ätzschorf.	Eiermilch, Pyracidosorb.	Plasmaexpander.
Saponine s. Seife	Örtl. Reizwirkung an Schleimhäuten, Blasenbildung, Blutung, Brechdurchfall.	Sab simplex, Paraffinöl.	Magenspülung, Nierenfunktion, Klinik!
Sarin s. Phosphorsäureester		Erbrechen, Kohle.	Magenspülung, hochdosiert Atropin, Toxogonin.
Sauerstoff Gas, Einatmen reinen Sauerstoffs 5 Std ungefähr lich, bei Überdruck (z. B. 3–4 atü) nach 30 min lebensgefährlich	Langsamer Puls, Blässe, Lippenzittern, Schweißausbruch, Übelkeit, Herzklopfen, Erregung, Schläfrigkeit, Seh-, Hör- und Gleichgewichtsstörungen, Erbrechen, Atemnot, Krämpfe, Lungenwassersucht.	Ruhe, Wärme, Frischluft, Auxilosonspray (5 Hübe alle 10 min).	Valium bei Krämpfen, Therapie eines Lungenödems (Lasix, Cortison, Herzglykoside), Sauerstoffbeatmung.

Vergiftungsmöglichkeiten	Symptome	Sofortmaßnahmen	Therapie
Säuren s. unter Säure-Namen	örtliche Verätzung, blutiges Erbrechen, Durchfall, Schmerzen, Schock, Atemlähmung, blutiger Urin.	Sofort viel Wasser, möglichst mit Zusatz von Lutrol oder Milch trinken lassen! Haut und Augen mit viel Wasser spülen. Halbstündl. 2 Eßl. Phosphalugel eingeben. Herzmassage bei Herzstillstand, beatmen. Schockprophylaxe. Gegen Schmerzen örtlich Thesit-Gel, Targophagin zum Lutschen, verschüttete Säure mit Pyracidosorb binden, Haut dann mit Locacorten-Schaum einreiben.	Plasmaexpander, Magenabsaugen nur in den ersten 15 min! Bei zusätzlicher Inhalation Prophylaxe gegen ein Lungenödem (Auxilosonspray, 5 Hübe alle 10 min) 250 mg Cortison i. v., stündl. 100 mg nachspritzen: 10 ml 20%iger Calciumgluconat-Lösung (Calcium-Sandoz) i. v., sedieren mit Atosil oder Dolantin S, Hustenbekämpfung mit Paracodin oder Dicodid, 2 Amp. Lasix i. v., Herzglykoside $1/4$ mg Kombetin i. v., blutiger oder unblutiger Aderlaß, Schmerzbekämpfung mit Dolantin S, lokal Thesit-Gel, Targophagin zum Lutschen. Azidosetherapie mit THAM oder Natriumbikarbonat, Klinikeinweisung! (Cortison zur Prophylaxe einer Ösophagusstenose, alkalisierende Diurese, Hämodialyse bei Hämolyse, Infusionstherapie wie bei Verbrennungen, bei Hautverätzung), Infektionsprophylaxe (Tetanus).
Saxitoxin toxikologisch Ähnlichkeit mit Tetrodotoxin (s. dort), 1 mg soll für den Menschen tödl. sein. Gift von Muscheln (Gonyaulax-	Zuerst Kribbeln, Brennen und taubes Gefühl an der Zunge und Lippen, manchmal über das ganze Gesicht oder auch an Fingern und	Erbrechen lassen, Kohle, Natriumsulfat.	Evtl. Beatmung, wie bei Curare, Plasma(expander).

Vergiftungsmöglichkeiten	Symptome	Sofortmaßnahmen	Therapie
Arten), „paralytic shellfish poisoning"	Zehen. Unkoordinierte Bewegungen, Ataxie, Sprechschwierigkeiten, Schwindel, Schwäche, Kopfschmerz, Muskelschwäche, Atemlähmung.		
Schädlingsbekämpfungsmittel s. jeweils dort		Sofort erbrechen, Kohle, Frischluft, Schockprophylaxe, künstl. Beatmung, Herzmassage.	Zusammensetzung erfragen, vor Klinikeinweisung Magenspülung bei Phosphorsäureestern, Carbamaten.
Scheibenwaschanlage s. Äthylenglykol, Methanol		Sofort viel trinken lassen, erbrechen, Kohle, Natriumsulfat.	Plasmaexpander, Magenspülung, forcierte Diurese, Dialyse!
Scherkopfbad s. Methanol, Alkohol			
Scheuerpulver (Lauge)	Lungenreizung beim Einatmen.	Auxilosonspray.	
Schlafmittel Barbiturate, Barbitursäurefreie (Bromide, Paraldehyd, Ureide, Gluthetimid, Methaqualon), Narkotika, Wirkung gefährlich durch gleichzeitige Alkoholeinnahme	Übelkeit, Erbrechen, ungeordnete Bewegungen, Erregungszustände, tiefer Schlaf, reagiert nicht auf Schmerzreize, Reflexe nicht auslösbar, Krämpfe, anfangs enge und reaktionsträge Pupillen. Atmung oberflächlich, Zurückfallen des Zungengrundes, Verlegung der Atemwege, Erstickung (Erbrochenes), Atemlähmung, flacher, schneller Puls, Blutdruckabfall, Untertemperatur,	Seitliche Schocklagerung, Mund von Erbrochenem reinigen, künstl. Beatmung (möglichst mit O_2), Wärme, noch Ansprechbare erbrechen lassen, Kohle-Natriumsulfatgabe.	Sofort Plasmaexpander, Intubation (Aspirationsprophylaxe). Atropininjektion (2 Amp. à 0,5 mg i. m.). Wiederholte Magenspülung mit Lutrol und Kohle-Na-Sulfat-Instillation 6-stdl. Gabe von Emetika kontraindiziert! (Lähmung des Brechzentrums durch Schlafmittel!). Gabe von Natriumbikarbonat 250 ml 8,4%ig i. v.

Vergiftungsmöglich-keiten	Symptome	Sofortmaßnahmen	Therapie
	Fieber bei Lungenentzündung, Lungenödem, Haut aschgrau bis bräunlich, Ödeme, Blutungen, Aufliegestellen, Tod tritt nach 2–4 Tagen an Atemlähmung oder früher durch Erstickung ein.		
Schlangen Elapidae (Kobras, Kraits, Migrurus)	Neurotoxisch (Erbrechen, Sehstörungen, Krämpfe, Lähmungen), kardiotoxisch, örtl. Schwellung, unterschiedl. Schmerzen, Tod durch Atemlähmung.	Beatmen, Schockprophylaxe, Ruhigstellung d. betroffenen Extremität. Klinik.	Schlangengiftserum (Behringwerke od. Butantan), spezifisches Serum, hochdosiert am sichersten wirksam. Bei einer Reise entsprechendes Serum mitnehmen, z. B. Polyvalent „Europa", „Nordafrika", „Zentralafrika", „Vorderer u. Mittlerer Orient", „Mittel- u. Südamerika" u. „Kobra", vor entsprechender Reise Serum besorgen, Plasmaexpander, Cortison i. v., kein Calcium, kein Digitalis, Tetanusimpfung.
Crotalidae (Crotalus, Bothrops, Lacheris)	Örtl. starke Schmerzen, die in Gefühllosigkeit übergehen, Nekrose, neurotoxisch, gerinnungsstörend.	wie Elapidae.	wie Elapidae.
Hydrophiidae (Seeschlangen)	Biß praktisch schmerzfrei, keine örtl. Reaktionen. Myotoxisch (motorische Störungen, Bewegungsunfähigkeit, Muskelschmerzen), Atemlähmung bei vollem Bewußtsein.	wie Elapidae.	wie Elapidae.

Vergiftungsmöglichkeiten	Symptome	Sofortmaßnahmen	Therapie
Viperidae (Aspiaviper, Landviper, Landotter, Kreuzotter), Sandviper, auch in Gewässern des Mittelmeerraumes schwimmend.	Lebensgefährlich nur bei Kindern. Biß sehr schmerzhaft, stechend, Schwellung, Gewebszerstörung, Hämorrhagie, Nekrose, gerinnungsstörend, kardiovaskulärer Schock (Übelkeit, Erbrechen).	Kein Abbinden, Ausschneiden od. gar Ausbrennen! Ruhigstellung, Schockprophylaxe, Klinik.	Bißstelle ruhig lagern, Tetanus-Prophylaxe, Schockprophylaxe, Antiserum „Europa" nur in schweren Fällen nach vorherigem Test, Krankenhauseinweisung, dort evtl. Serum.
Schmerzmittel s. Opiate, Salicylsäure, Anilinderivate, Pyrazolone, enthalten in vielen Mischpräparaten wie Spalt-Tabletten, Optalidon, Baralgin, Treupel, Thomapyrin, u. ä., verstärken Alkoholeinwirkung, tödl. Dosis ab 5 g	Erregungszustände, epileptische Krämpfe, Zittern, Brechdurchfall, blaue Lippen, Schock, Herz-Kreislaufversagen, Atemlähmung, Lungenödem.	Vorsicht bei Erbrechen wegen Krampfneigung, Kohlegabe, Natriumsulfat, künstl. Beatmung, Schockprophylaxe.	Magenspülung, bei Krämpfen Valium, keine Analeptika, Lasix bei Lungenödem.
Schmierfette 80% Mineralöle, Rest Seifen		Lutrol E 400, Sab simplex.	
Schmiermittel s. Halogenkohlenwasserstoffe, Mineralöle, Phosphorsäureester (extrem selten)		Lutrol E 400, Kohle, Natriumsulfat.	Magenspülung, bei extremer Miosis Therapie wie bei Phosphorsäureestern.
Schmierseife Kaliseife, giftiger als Seife (s. dort), s. Kalium		Lutrol E 400, Sab simplex.	
Schnecken in warmen Meeren und Aquarien (z. B. Kugelschnecke, Conus-Arten), Giftapparat produziert Giftsekret, das Tetramethylammoniumhydroxyd enthält (s. Curare)		Kohlegabe, beatmen.	Intubation u. Beatmung.

Vergiftungsmöglichkeiten	Symptome	Sofortmaßnahmen	Therapie
Schneckenkorn s. Metaldehyd			
Schnupfenmittel s. Kreislaufmittel	Normale Dosierung: trockene Schleimhäute, Unruhe, Herzklopfen. Überdosierung: Blässe, Schwitzen, Angstgefühl, Blutdruckabfall, kalte Extremitäten, Atemnot, blaue Lippen, Herzjagen, Lungenödem, Harnsperre.	Flach hinlegen, zudecken, Frischluft, evtl. beatmen, beruhigen, Kohle.	Sedieren mit Valium, 1 Amp. Visken i. v., Nitroglycerin-Kapseln oral, Lasix, evtl. noch Magenspülung.
Schuhpflegemittel s. Benzin, Glykole, Halogenkohlenwasserstoffe, Trichloräthylen, Alkohol, Terpentinöl, Farbstoff, Ätherische Öle (Terpentinöl). Giftauskunft		Lutrol, Kohle, Natriumsulfat, beatmen.	Magenspülung, nach Intubation Lutrol, Plasmaexpander, Antidot Toluidinblau.
Schwefel sublimierter kann durch Arsen (s. dort) oder Selen (s. dort) verunreinigt sein. Gefällter Schwefel = Schwefelmilch: tödl. Dosis ab 12 g, s. Schwefelwasserstoff			
Schwefeldioxyd s. Reizgase	Schmerzhafte örtliche Haut- und Schleimhautreizung, Husten, Heiserkeit, Atemnot, blaue Lippen, Kehlkopfkrampf, Ersticken, Lungenödem.	Haut und Augen sofort spülen. Auxilosonspray (alle 10 min 5 Hübe einatmen), Sauerstoffbeatmung, flach lagern, Ruhe, Wärme, schonender Transport.	Cortison i. v., Lasix, Herzglykoside, Intubation, Vorsicht bei Opiaten (Atemdepression).

Vergiftungsmöglichkeiten	Symptome	Sofortmaßnahmen	Therapie
Schwefelkohlenstoff riecht nach faulen Rettichen, leicht entzündbar	Schleimhautreizung, Rötung des Gesichts, Erregungszustand, Sehstörungen, Bewußtlosigkeit, Atemlähmung.	Auxilosonspray, Frischluft, Sauerstoffbeatmung. Haut u. Augen spülen.	Plasma(expander).
Schwefelsäure 98%ig tödl. Dosis: 1–5 ml (s. Säuren)	Schwarzer Ätzschorf.	Eiermilch, Pyracidosorb.	Plasma(expander).
Schwefelwasserstoff Gas in Kloaken, riecht nach faulen Eiern (s. Gasvergiftung)	Schleimhautreizung, Kopfschmerzen, Schwindel, Durchfälle, Atemnot, Herzjagen, Krämpfe, Lähmungen, Atemlähmung, Bewußtlosigkeit, Lungenödem.	Vorsicht bei der Bergung (Selbstschutz!), Frischluft, Sauerstoffbeatmung, Auxilosonspray.	Sofort 1 Amp. DMAP (250 ml) i. v. (3,5 mg/kg), anschließend 100 ml 10% Natriumthiosulfat i. v., Cortison, Lasix.
Scillirosid s. Digitalis	Brennen im Mund und Rachen, Brechreiz, Speichelfluß, Erbrechen, schmerzhafte Durchfälle, Krämpfe, Herzrhythmusstörungen (Kammerflimmern).	Sofort viel trinken und erbrechen lassen. Kohle, Natriumsulfat.	Magenspülung, sofortige Kaliumzufuhr (Kalinor, Kalium-Duriles oder Trophicard als Infusion), kein Herzglykosid! Bei Herzrhythmusstörungen Neo-Gilurytmal oder Atropin.
Scopolamin s. Atropin		Erbrechen, Kohle.	Antidot Physostigmin.
Secalealkaloide s. Mutterkornalkaloide		Erbrechen, Kohle.	Magenspülung.
Seebarsch s. Ciguatera-Toxin			
Seeigel (Echinoidea) Toxine in Genitaldrüsen, durch Stachel verabreicht.	Allgem. giftig in Fortpflanzungszeit. Örtliche Schmerzen, allergische Erscheinungen.	Stachel entfernen, Locacortenschaum.	Tetanusprophylaxe.

Vergiftungsmöglich-keiten	Symptome	Sofortmaßnahmen	Therapie
Seewespe (Chironex Fl.) Das gefährlichste giftige Meerestier. Tod in Sek. bis Min. nach Berührung mit Tentakeln möglich	Kardiotoxisch, (akutes Herzversagen), Bluthochdruck, Zungenödem, giftig ist der Schleim der Tentakeln.	Schleim inaktivieren (mit Alkohol, 10% Formalin, Salmiakgeist, aber auch Zukker, Salz, Öl, trockenen Sand). Substanzen antrocknen lassen, bevor Schleim bzw. Tentakeln mit Messerrücken abgeschabt werden. Kein frisches Wasser, kein nasser Sand.	Schockbehandlung, Calcium, Gluconat i. v. Tetanus.
Seife Feinseife, Natrium- u. Kaliumsalze, Zusätze von Soda, Pottasche, Alkalisilikate	(Blutige) Brechdurchfälle, Gefahr des Einatmens von Schaum mit Kehlkopfkrampf und Lungenödem, Schleimhautverätzung und Lungenentzündung, Augenschädigung (Hornhaut, Bindehaut).	Atemwege freihalten, Sab simplex, (Eier)-Milch und Kohle trinken lassen, kein Erbrechen, Haut und Augen gründlich spülen, beatmen.	Therapie eines Lungenödems, Plasmaexpander, Hämodialyse!
Selen s. Säuren, Schuppenmittel, Schädlingsbekämpfungsmittel	Knoblauchgeruch, örtliche Reizerscheinungen, Brechdurchfall, Atemnot, Lungenödem, Krämpfe, Schock.	Milch oder Lutrol trinken, Augen und Haut mit 10%iger Natriumthiosulfatlösung spülen.	Magenspülung, Plasmaexpander, s. Reizgase.
Senf s. Ätherische Öle (Senföle), leichte Säuren (Weinessig), s. Blausäure (Thiocyanat)	Lungenödem, Hautschädigung (Auge!).	Kohle, Natriumsulfat, Haut u. Augen spülen (Lutrol).	Lungenödemtherapie (Lasix, Cortison, Herzglykoside), forcierte Diurese!
Senföle	Örtliche Wärmebildung, Blasen, Hauttod, Brechdurchfall, Lungenwassersucht, Schock.	Augen und Haut mit Lutrol spülen, nach Verschlucken, Lutrol und Kohle, bei Inhalation. Auxilosonspray.	Magenspülung, Lutrol, Plasmaexpander.

Vergiftungsmöglichkeiten	Symptome	Sofortmaßnahmen	Therapie
Silber abgesehen von Silbernitrat (tödl. Dosis ab 10 g) kaum giftig, s. Metall	Anfangs weiße, unter Lichteinfluß schwarze Haut (oberflächliche Hautverätzung), kolikartige Durchfälle, Atemstillstand.	Sofort Kochsalzlösung trinken, erbrechen, evtl. Eiermilch nachtrinken, Lutrol, beatmen.	Magenspülung mit 2%iger NaCl-Lösung.
Silberanreibemittel s. Blausäure		Erbrechen.	Antidot DMAP.
Silbernitrat tödl. Dosis 10 g, Höllensteinstift, s. Silber			
Silberputzmittel (Silberbad) s. Benzin, Cadmium, Cyanide (!), s. Blausäure, Laugen, Säuren, Reizgase	Bei rosigem Gesicht und Atemlähmung, Krämpfen. Cyanidvergiftung.	Lutrol, Kohle, Natriumsulfat, Giftauskunft, sofort Erbrechen!	Bei Verdacht auf Blausäurevergiftung sofort 250 mg DMAP i. v., anschließend mit 100 ml 10%ig Natriumthiosulfat i. v., Magenspülung mit frisch zubereiteter burgunderroter Kaliumpermanganatlösung.
Silicium-Silikate s. Laugen (Wasserglas), Säuren (Halogenide), Anorganische Verbindungen ungiftig	Örtliche Schleimhautreizung, evtl. Krämpfe, Narkose.	Eiermilch.	
Silofutteransäuerung s. Ameisensäure			
Silogase s. Kohlendioxyd		Vorsicht beim Bergen, Sauerstoff.	Intubation, Sauerstoffbeatmung.
Skiwachs Gemisch aus Harz, Toluol, Wachs, Fett, Öl, Talg, Holzteer, Paraffin, Graphit, Metallpulver (Aluminium), relativ ungiftig		Nur nach großen eingenommenen Mengen Lutrol E 400.	

Vergiftungsmöglich-keiten	Symptome	Sofort-maßnahmen	Therapie

Skorpione

	Extrem starke Schmerzen an d. Stichstelle, die sich langsam ausbreiten. Tod durch Atemlähmung in ca. 20 Std.	Schockprophylaxe.	Plasma(expander), Cortison, Antiserum (5–10 Amp.) nach Allergietest.

Soda
s. Natriumkarbonat, s. (schwache) Lauge

		Eiermilch trinken.	

Solanin
s. Atropin

		Erbrechen, Kohle.	Antidot Physostigmin.

Soman
s. Phosphorsäureester

		Sofort Erbrechen, Kohle, Haut u. Augen spülen.	Magenspülung, hochdosiert Atropin.

Sonnenschutzmittel
Aminobenzoesäure, Dihydroxycumarin, relativ ungiftig

	Durchfall.	Haut u. Augen spülen, Erbrechen, Kohle.	

Spartein
s. Coniin

		Erbrechen, Kohle, beatmen.	Magenspülung, Lutrol E 400.

Spinnen
s. Giftspinne

		Schockprophylaxe.	Plasmaexpander, Cortison.

Spiritus
s. Alkohole

		Schockprophylaxe, beatmen.	Magenspülung, Physostigmin.

Spray-Treibmittel
s. Halogenkohlenwasserstoffe, Lachgas kaum giftig, in Extremfällen s. Reizgase

		Auxilosonspray, beatmen.	

Stachelreinigungsmittel
(s. Benzin)

Vergiftungsmöglich-keiten	Symptome	Sofort-maßnahmen	Therapie
Stachelrochen (Pasyatidae) ∅ 10 cm bis 4 m lang, lebt in Küstennähe halb verdeckt im Sand. Giftstachel = 4–30 cm lang.	Die Gewebshülle des Stachels mit Widerhaken gibt in der Wunde das Toxin frei. Intensive Schmerzen auch nach Herausziehen des Stachels, die 6–48 Std andauern können. Schwäche, Übelkeit, Angstgefühle, Kollaps, Krämpfe, Lähmungen.	Nach Entfernen des Stachels auch toxinhaltigen Gewebschaft (Wunde) ausspülen (auch mit Seewasser) mit sehr warmem Wasser.	Wunde gründlich reinigen, desinfizieren, nähen, Glied hochlagern, Tetanus-Schutz, Antibiotika.
Steinfische (Sunanceja) mit kurzen, dicken Giftstacheln mit Verdickung im oberen Drittel (Drüse). Liegen sehr träge im Sand vergraben.	Sofortige Schmerzen, Übelkeit bis Bewußtlosigkeit, Verlangsamung der Herzfrequenz (unter 50), Atembeschwerden, oft tödlich durch Lähmungen.	Heißes Wasser auf Wunde träufeln, Wunde gründlich ausspülen.	Wunddesinfektion, Antibiotika, Tetanus.
Steinpflegemittel s. Tetrachlorkohlenstoff, Ätznatron, s. Laugen		Viel trinken lassen.	Giftauskunft.
Stickstoffdioxyd Stickstofftrioxyd, Stickstofftetroxyd, s. Nitrose-Gase		Auxilosonspray, Frischluft, Ruhe.	
Stichstoffhalogenide s. Nitrose-Gase		Auxilosonspray, Frischluft, Ruhe.	
Stickstoff-(N)-Lost s. N-Lost		Haut sofort spülen.	Natriumthiosulfat i. v.
Stickstoffmonoxyd s. Nitrose-Gase		Auxilosonspray, Frischluft, Ruhe.	
Streichholz s. Antimon(-pentasulfid, schwedisch), Kaliumchlorat, ungiftiger roter Phosphor, Thallium(nitrat), Säuren		Sofort viel trinken und erbrechen lassen, Kohle, Natriumsulfat. Haut gründlich spülen.	Magenspülung, bei Methämoglobinämie Toluidinblau (2 mg/kg KG i. v.).

Vergiftungsmöglichkeiten	Symptome	Sofortmaßnahmen	Therapie
Streusalz (Kochsalz mit Eisenoxyd vergällt) s. Kochsalz			
Strontium geschluckt nur die Wirkung des Anions giftig: s. Laugen, s. auch Barium, Schwefelwasserstoff.	s. Barium.	Erbrechen, Natriumsulfat, Haut mit (Lutrol)Wasser spülen.	Magenspülung.
Strychnin Brechnuß	Starke Erregung, Ziehen in der Kiefer- u. Nackenmuskulatur, Zittern, generalisierte epileptische Krampfanfälle mit Nackensteifigkeit, gestreckte Extremitäten, sehr schmerzhaft bei voll erhaltenem Bewußtsein, Kiefersperre, Atemnot, blaue Lippen. Tod durch Erstickung oder im Herz-Kreislaufversagen (Erschöpfung).	Sofort erbrechen lassen, 40 Kohletabletten, dann irgendein starkes Beruhigungsmittel (Schlafmittel) eingeben, Ruhe, dunkles Zimmer.	Irgendein nicht-phenacetinhaltiges Sedativum, z. B. Valium oder Evipan hochdosiert i. v., Intubation, künstl. Beatmung, keine Analeptika.
Styrol s. Benzol		Haut u. Augen reinigen, Frischluft.	
Sublimat Quecksilber(II)-chlorid, tödl. Dosis ab 0,2 g, s. Quecksilber		Sofort Eiermilch oder Lutrol trinken.	Magenspülung, Sulfactin, besser DMPS
Sulfide nur nach Aufnahme extrem großer Mengen, s. Schwefelwasserstoff		Auxilosonspray.	Antidot DMAP.
Sulfite Entfärber, Konservierungsmittel, Freiwerden von H_2SO_3! s. Säuren	Schleimhautreizung, Übelkeit, Magenschmerzen, Brechdurchfall.	s. Säuren, Eiermilch oder Lutrol trinken.	

Vergiftungsmöglichkeiten	Symptome	Sofortmaßnahmen	Therapie
Sulfonamide s. Antibiotika, Antidiabetica	Bei Cyanose Methämoglobinämie.	Kohle, evtl. Zuckerwasser.	Evtl. Toluidinblau.
Sulfotepp s. Phosphorsäureester		Sofort Erbrechen, Kohle, Haut u. Augen spülen.	Magenspülung, hochdosiert Atropin.
Suxamethonium s. Curare		Künstl. Beatmung.	Antidot Physostigmin.
Sympathikolytika s. Hochdruckmittel		Kohle, Schocklagerung.	Atropin bei Bradykardie.
2,4,5-T s. Phenoxycarbonsäuren		Lutrol, Haut u. Augen spülen.	Magenspülung.
Tabak (Nikotin) ebenso Lobelin, tödl. Dosis: 40 mg, d. h. ½ Zigarre, 4 Zigaretten, 8 g Schnupfpulver, bei Kindern etwa ¼ der Dosis	Erbrechen, Schwindel, Gesichtsblässe, Kopfschmerzen, Übelkeit, Koliken, Durchfall, Schweißausbrüche, Sehstörungen, Erregungszustände, Wahnvorstellungen, Zittern, epileptische Krämpfe, anfangs langsamer Puls, dann Herzjagen mit unregelmäßigem Herzschlag, hoher Blutdruck, dann Pulsabfall, Schock, kalte Extremitäten, Atemlähmung.	Sofort erbrechen, Haut auch spülen, Kohle- u. Natriumsulfatgabe, beatmen. Nach Verschlucken sofortiges Erbrechen, Kohle-Natriumsulfat.	Bei Krämpfen Valium i. v., Plasmaexpander, Xylocain bei Herzrhythmusstörungen, Magenspülung (an Ort und Stelle) EKG-Überwachung, Xylocain bei Kammertachykardie.
Tabun s. Phosphorsäureester Cyanid-haltig	s. Phosphorsäureester, s. Blausäure.	Sofort Erbrechen, Kohle, Haut u. Augen spülen Lutrol.	Magenspülung, hochdosiert Atropin, Toxogonin, DMAP.
Taschenlampenbatterie 1 Batterie unschädlich, s. Quecksilber (-chlorid, -oxyd)		Sofort viel trinken lassen, möglichst (Eier-)Milch oder Lutrol, Kohle, Natriumsulfat.	Magenspülung, BAL, Plasmaexpander. Forcierte Diurese.

Vergiftungsmöglichkeiten	Symptome	Sofortmaßnahmen	Therapie
TCA Natriumtrichloracetat, s. Säuren (chlorierte Carbonsäuren)		Viel trinken lassen.	Plasmaexpander.
TCDD (Tetrachlordibenzodioxin) wasserunlöslich, fettlöslich	Chlorakne, später Leberschädigung.	Kleider entfernen, Haut gründlich waschen, Erbrechen bei geschlucktem Gift.	Gift entfernen: Erbrechen, Magen spülen, später tgl. enterohep. Kreislauf mit Lutrol unterbrechen.
Tecoram nur in Extremfällen giftig, s. Thiocarbamate			
Teenazen s. Nitrobenzole, substituierte		Haut u. Augen spülen Lutrol.	
Teerentferner s. Benzin, Halogenkohlenwasserstoffe (Chlorbenzol), Perchloräthylen		Frischluft, Lutrol, kein Erbrechen.	
Teerfarbstoffe Triphenylmethan. Lösungen relativ ungiftig, da Konzentration sehr niedrig. Ausnahme: Karbolfuchsin und Phenolphthalein (s. Phenol), gefährlicher sind feste Stoffe	Nur nach festen Stoffen Brechdurchfall zu erwarten.	Trotz intensiver Farbeinwirkung am Patienten nach Trinken von Lösungen nur Kohle und Natriumsulfat eingeben, nur nach extrem großen Mengen und bei festen Stoffen viel trinken und erbrechen lassen. Keine Milch, kein Alkohol!	
Tellur wie Selen, s. Säuren, Hautresorption!	Magen-Darm-Reizung, blaue Lippen, Atemstillstand, Schock, Leber-Nierenschädigung.	Milch trinken, erbrechen, Natriumsulfat, Kohle, Haut spülen Lutrol E 400.	Plasma(expander).

Vergiftungsmöglich-keiten	Symptome	Sofort-maßnahmen	Therapie

Temulin (Taumelloch)

| | Taumeln, Krämpfe, Lähmungen, Schock, Atemlähmung. | Sofort viel trinken und erbrechen lassen, Kohle, Natriumsulfat, beatmen. | Sofort Magenspülung mit Kaliumpermanganatlösung, Plasmaexpander, Valium i. v. bei Krämpfen. |

Tenside
s. Seifen, Waschmittel

| | | Kein Erbrechen, Sab simplex. | |

Teppich- u. Polsterreinigungsmittel
s. Alkohol, Tenside, Spray-Treibgas, relativ ungiftig

| | | Sab simplex, kein Erbrechen. | Giftauskunft. |

Terpentinersatz
Dekalin, Tetralin,
s. Benzol (jedoch viel ungiftiger!)

| | | Sofort Lutrol, Haut u. Augen spülen. | Magenspülung. |

Terpentinöl
tödl. Dosis ab 60 ml,
s. Ätherische Öle

| | Haut-, Augen-, Lungenreizung, Rausch, Nierenschädigung. | Haut (mit Lutrol E 400) u. Augen reinigen, Paraffinöl. | Magenspülung. |

Tetanus-Toxin
0,2–0,3 mg für den Menschen tödlich,
s. Strychnin

| | | Künstl. Beatmung. | |

Tetrachloräthylen
s. Halogenkohlenwasserstoffe

Tetrachlordiphenyläthan, TDE
s. Halogenkohlenwasserstoffe

Tetrachlorkohlenstoff
s. Chloroform

| | Zunächst narkotische Erscheinungen, nach 1–2 Tagen Leber- und Nierenschäden. | Sofort Lutrol, Frischluft. | Magenspülung, Klinik! forcierte Abatmung mit CO_2. |

Tetrachlorvinfos
s. Phosphorsäureester

| | | Sofort Erbrechen, Kohle, Haut u. Augen spülen. Lutrol. | Magenspülung, hochdosiert Atropin. |

Vergiftungsmöglich-keiten	Symptome	Sofort-maßnahmen	Therapie
Tetracyclin s. Antibiotika		Erbrechen, Kohle.	
Tetradifon s. Halogenkohlenwas-serstoffe		Lutrol, Auxilo-sonspray.	Sedieren.
Tetramethylammoniumhydroxyd			
in den Giftsekreten einiger Schnecken (Kugelschnecken, Conusarten), s. Curare	Wirkt curareartig.		Antidot Physostigmin.
Tetramethylthiuramdisulfid			
	Brechdurchfall, Lähmungen, Schock, Alkoholverträglichkeit.	Erbrechen, Lutrol.	Magenspülung, Plasma(expander).
Tetrasul s. Halogenkohlenwas-serstoffe		Lutrol, Auxilo-sonspray.	Sedieren.
Tetrodotoxin			
Gift des Kugelfisches (Tetrodon), Fugufisch, kommt vorzugsweise im Eierstock und in der Leber des Weibchens und in Hoden vor, in geringer Menge in der Muskulatur	Symptome in 5–30 min, Sensibilitätsstörungen der Lippen und der Zunge, Erbrechen, Untertemperatur, Kreislaufkollaps, Lähmung der Skelett- u. Atemmuskulatur, Bewegungsunfähigkeit bei erhaltenem Bewußtsein, Tod in 6–24 Std.	Sofort erbrechen lassen, Kohle, Natriumsulfat, Schockprophylaxe.	Beatmung nach Intubation.
Textilfarbstoffe meist ungiftig		Giftauskunft einholen.	
Thallium			
Rattengift (Zeliokörner u. -paste), Feuerwerkskörper	Brechreiz, schwere Verstopfung, nach 2–4tägiger Latenzzeit Durst, Nervenschmerzen (bes. der Beine), Überempfindlichkeit	Sofort erbrechen, Natriumsulfatgabe mit Laevilac. Durchfall erzeugen.	Sofort Magenspülung mit 1%iger Natriumthiosulfatlösung oder mit schwarzem Tee, Natriumsulfat, Kohle, Antidotum Thalii

Vergiftungsmöglich-keiten	Symptome	Sofortmaßnahmen	Therapie
	der ganzen Haut, Gefäßkrämpfe (Brust und Bauch), Schlaflosigkeit, Sehstörungen, Blutdruck- und Pulsanstieg, Harnsperre, Krämpfe, Lähmungen, Atemlähmung.		Heyl, forcierte Diarrhoe durch Mestinon, Sorbit oder Laevilac. Valium bei Krämpfen, Atropin und Buscopan bei kolikartigen Schmerzen, Visken bei Hypertonie, Diurese.
Thebacon tödl. Dosis geschluckt ab 100 mg. s. Opiate		Beatmen, Kohle.	Antidot Lorfan.
Theophyllin s. Coffein		Kohle.	Plasma(expander).
Thiazinaminium s. Phenothiazine		Kohle, beatmen.	Magenspülung, Antidot Physostigmin.
Thiocarbamate und Thiourethane wenig giftig, bisher beim Menschen noch keine tödl. Vergiftung bekannt	Übelkeit, Brechdurchfall, Hautrötung, Hitzegefühl, Müdigkeit, Apathie, Atemluft riecht nach Schwefelwasserstoff, Schock, Erregung, Temperatursenkung, aufsteigende Lähmungen, Atemlähmung. Bei gleichzeitigem Alkoholgenuß Antabus-Effekt.	Haut und Schleimhäute sowie Augen spülen, viel trinken und dann erbrechen lassen, Kohle, Natriumsulfat. Kein Alkohol.	Magenspülung, Plasmaexpander, Valium i. v. bei Erregung.
Thioglykolate s. Schwefelwasserstoff			
Thiophenol s. Mercaptane		Auxilosonspray, Haut und Augen spülen.	Plasma(expander).
Thioridazin s. Phenothiazine		Kohle, beatmen.	Magenspülung, Antidot Physostigmin.

Vergiftungsmöglichkeiten	Symptome	Sofortmaßnahmen	Therapie
Thrombose- u. Emboliemittel (z. B. Herzinfarkt) s. Heparin, Marcumar		Kohle.	Magenspülung, Klinik.
Thymianöl s. Ätherische Öle		Erbrechen, Lutrol, Haut und Augen spülen.	Magenspülung.
Thymol s. Phenol		Lutrol, erbrechen.	Magenspülung.
Tinten blau und schwarz ungiftig (Eisensulfat, Gallensäure, Gerbsäure, Salzsäure); rot: 1 ml/kg KG gefährlich (Eosin); grün, violett: Anilinfarben (Naphthalin)		Nur wenn eine große Menge geschluckt wurde, Kohle und Natriumsulfat nachgeben.	
Tintenstift s. Anilin (Methyl-, Gentianaviolett), Teerfarbstoffe (Triphenylmethan)	Nekrose (bes. im Auge und im Magen), Allergie. Cyanose bei Methämoglobinämie!	Ähnlich wie bei Laugen oder Säuren (s. dort), viel trinken lassen, Kohle, Natriumsulfat, Augen spülen, Augenarzt.	pH-Bestimmung (Lauge/Säure), Magenspülung, Toluidinblau i. v. bei Methämoglobinämie (2 mg/kg).
Titan s. Reizgase (Fluorwasserstoff), Säuren	Örtliche Hautschäden, Atemnot, Husten, Übelkeit, blaue Lippen, Lungenödem.	Erbrechen, Haut vorsichtig mit Watte abtupfen, dann gründlich spülen, Augen spülen, beatmen, Schockprophylaxe, Auxilosonspray.	Magenspülung, Kohle- u. Natriumsulfatgabe, Prophylaxe eines Lungenödems (s. Reizgase), Valium bei Krämpfen.
TMTD nur in Extremfällen giftig, s. Thiocarbanate		Haut u. Augen spülen.	Magenspülung.

Vergiftungsmöglich-keiten	Symptome	Sofort-maßnahmen	Therapie
Toilettenreinigungsmittel s. Säuren (Natriumhydrogensulfat, Salzsäure)		(Eier)Milch trinken lassen, Lutrol.	Plasma(expander).
Toluol s. Benzol		Lutrol E 400.	Magenspülung, Plasma(expander).
Topfreiniger s. Säuren			
Toxaphen s. Halogenkohlenwasserstoffe		Lutrol E 400.	Magenspülung, Plasma(expander).
Tränengas enthält Chloracetophenon in Sprühdosen oder Sprühpistolen zum Selbstschutz der Frauen	Sofortiges Brennen und Stechen in den Augen mit starkem Tränenfluß. Je nach Stärke der Dosis hält die Wirkung bis zu 2 Std. an. Zur Blindheit oder Beeinträchtigung der Sehkraft kommt es nicht.	Augen öffnen, auswaschen und gegen den Wind schauen, weit aufreißen.	Mit Isogutt od. 3%iger Natriumbikarbonatlösung, Augen spülen, Augenarzt!
Treibgas von Sprays relativ ungiftig, bei Erwärmung jedoch Phosgenbildung möglich, s. Reizgasvergiftung, Phosgen, Halogenkohlenwasserstoff.	Schleimhautreizung, symptomfreies Intervall von 3–8 Std, dann Atemnot, blaue Lippen, Lungenödem.	Auch anscheinend Gesunde hinlegen lassen, warm zudecken, Auxilosonspray, 5 Hübe alle 10 min.	s. Lungenödemtherapie bei Reizgasvergiftung, Klinikeinweisung.
Triallat s. Carbamate		Erbrechen, Kohle, Haut u. Augen spülen.	Magenspülung, hochdosiert Atropin.
Triamphos s. Phosphorsäureester		Erbrechen, Kohle, Haut u. Augen spülen.	Magenspülung, hochdosiert Atropin.
Trichloräthylen Tri, nicht brennbar, Dräger-Gasspürgerät	Schleimhautreizung, Schwindel, Erbrechen,	s. Gasvergiftung, Frischluft, Sauer-	Plasma(expander)präparat, Cortison, Herz-

Vergiftungsmöglich-keiten	Symptome	Sofort-maßnahmen	Therapie
	Rausch, Benommenheit, Erregung, Herzbeschwerden, Narkose, Atemlähmung.	stoffbeatmung, Klinik!	glykoside, forcierte Abatmung mit CO_2.
Trichlorbenzoesäure gilt als relativ ungiftig		Viel trinken lassen.	
Trichloronat s. Phosphorsäureester		Erbrechen, Kohle, Haut u. Augen spülen.	Magenspülung, hochdosiert Atropin.
Trichlorphos s. Phosphorsäureester		Erbrechen, Kohle, Haut u. Augen spülen.	Magenspülung, hochdosiert Atropin.
Trichlortrinitrobenzol s. Nitrobenzole, substituierte		Haut u. Augen spülen, Erbrechen, Kohle.	Plasma(expander).
Tridemorph s. Lösungsmittel	Örtliche Haut- u. Schleimhautreizung. Durchfälle.	Haut (mit Lutrol E 400) u. Augen spülen, Paraffinöl.	Magenspülung.
Trifluperazin s. Phenothiazine		Kohle, beatmen.	Magenspülung, Antidot Physostigmin.
Trikresylphosphat tödl. Dosis 1,5 g (Phosphorsäureester)	Zunächst weitgehend beschwerdefrei, Übelkeit, Brechdurchfall, nach Tagen schmerzhafte Nervenentzündung mit Lähmungen.	Sofort Erbrechen, Kohle, Natriumsulfat, Haut (mit Lutrol E 400) und Augen gründlich spülen, Frischluft.	Sofort Magenspülung.
Triphosgen s. Phosgen		Auxiloson.	
Trockenbatterie s. Quecksilber			

Vergiftungsmöglich-keiten	Symptome	Sofort-maßnahmen	Therapie
Trockenbrennstoff Hexamethylentetramin (Esbit). Metaldehyd, Reizgase. Beim Verbrennen von Esbit wird unter Sauerstoffmangel Blausäure frei!		Sofort viel trinken und erbrechen lassen, Lutrol, Natriumsulfat.	Magenspülung mit 2%iger Natriumbikarbonatlösung oder Kaliumpermanganatlösung, beatmen; bei Esbit sofortige Antidottherapie (s. Blausäure) mit 1 Amp. DMAP und 100 ml 10%iges Natriumthiosulfat i. v. Bei Vergiftung mit Metaldehyd – sofort Hämodialyse.
Trockenmittel s. Laugen (Kaliumhydroxyd, Kaliumcarbonat, Siliciumdioxyd)	Örtl. Verätzung.	Eiermilch trinken lassen.	Plasma(expander).
Trockenshampoon s. Alkohol (Isopropylalkohol), Methanol, Tetrachlorkohlenstoff, sehr giftig!		Frischluft, sofort viel trinken lassen, erbrechen (Vorsicht, daß nichts in die Lunge gelangen kann, Kopf tief), Paraffin, Kohle, Natriumsulfat.	Magenspülung möglichst nach Intubation. Forcierte Diurese, Hämodialyse!
Türreinigungsmittel s. Laugen. Bor(säure), Tenside, Phosphate		Erbrechen verhindern (Bonbon lutschen).	
Unden s. Carbamate		Sofort Erbrechen! Kohle, Haut und Augen spülen.	Magenspülung, hochdosiert Atropin.
Unkrautvertilgungsmittel s. Herbizide		Sofort Erbrechen, Kohle, Haut und Augen spülen.	Magenspülung, Kohle.
Unterbodenschutz s. Benzin			

Vergiftungsmöglich-keiten	Symptome	Sofortmaßnahmen	Therapie
Uran s. Reizgase	Örtliche Hautschäden, Magen-Darm-Beschwerden, Lungenwassersucht, Nierenversagen (Azidose), Atemlähmung.	Milch trinken, erbrechen, (s. Metalle), beatmen, Auxiloson.	Calcium-EDTA, Natriumbikarbonat, örtlich s. Flußsäure, Prophylaxe eines Lungenödems s. Reizgase, Hämodialyse (forcierte alkalisierende Diurese).
Ureide tödl. Dosis ab 15 g, s. Schlafmittel S. 192		Erbrechen, Kohle, beatmen, Lutrol.	Magenspülung, forc. Diurese.
Valium s. Schlafmittel S. 192			
Vamidothion s. Phosphorsäureester		Erbrechen, Kohle, Haut u. Augen spülen, Lutrol.	Magenspülung, hochdosiert Atropin.
Vanadium	Übelkeit, Brechdurchfall, Atemnot, Krämpfe, Lungenentzündung nach Einatmen.	Kohle, Frischluft, beatmen.	Calcium-EDTA oder Sulfactin, Lutrol.
Vanillin s. Anilin		Erbrechen, Kohle.	Antidot Toluidinblau.
Veratrumalkaloide s. Aconitin		Erbrechen, Kohle.	Magenspülung, Plasma(expander).
Vitamin A bei einmaliger Aufnahme nur nach extrem großen Dosen (ab 100000 E pro kg) giftig	Übelkeit, Erbrechen, Schwindel, Kopfschmerzen, Schleimhautblutungen, Erregung, später Benommenheit, Herzrhythmusstörungen.	Sofort Erbrechen, Gabe von Lutrol E 400 (3 ml/kg), bei Blutungen Konakion-Tropfen (20 Tropfen) schlucken lassen.	Kein Herzglykosid wegen Hyperkalzämie! Therapie von Herzrhythmusstörungen.

Vergiftungsmöglichkeiten	Symptome	Sofortmaßnahmen	Therapie
Vitamin B			
	Nur nach extremen Dosen bzw. nach i. v.-Injektion und bei Kindern, Krämpfe und Schock.	Erbrechen, Lutrol E 400, Schockprophylaxe.	Plasmaexpander, Valium bei Krämpfen.
Vitamin D			
	Übelkeit, Erbrechen, Durst, Schweißneigung, Müdigkeit, Harnflut, Blutdrucksteigerung, Schock.	Sofort Erbrechen auslösen	Plasmaexpander, Elektrolytsubstitution.
Vitamin K-Antagonisten Indandione, s. Cumarine		Erbrechen, Kohle.	Konakion.
V-Stoffe (VX) s. Phosphorsäureester		Erbrechen, Kohle, Haut u. Augen spülen.	Magenspülung, hochdosiert Atropin, Toxogonin.
Wachse feste: relativ ungiftig, flüssige: s. Lösungsmittel		Paraffinöl, Haut (Lutrol E 400) u. Augen spülen.	Plasma(expander).
Wachsmalstifte nur Rot und Orange giftig, s. Anilin		Erbrechen, Kohle, Haut u. Augen spülen, Lutrol.	Magenspülung, Antidot Toluidinblau.
Wäschetinte s. Anilin		Haut u. Augen spülen.	Bei Methämoglobinämie Toluidinblau (2 mg/kg KG) i. v.
Waffenöl s. Benzin, Alkohol, Trichloräthylen, Halogenkohlenwasserstoff			
Warfarin s. Cumarine		Erbrechen, Kohle.	Konakion.
Waschmaschinen-Enthärtungs- und Spülmittel s. Polyphosphate		Kohle, Natriumsulfat.	

Vergiftungsmöglichkeiten	Symptome	Sofortmaßnahmen	Therapie
Waschmittel s. Polyphosphate, Tenside, Quartäre Ammoniumverbindungen, Zusätze von Bleichmitteln	Geschluckt harmlos, verursacht jedoch Brechreiz, dabei oder beim Einatmen von Staub kann Schaum in die Lunge eindringen, dadurch Kehlkopfkrampf oder Lungenwassersucht, Magen-Darm-Reizung.	Lutschen von Eisstückchen oder Bonbons. Erbrechen verhindern, sofort 1 Eßl. Sab-simplex (Silikonentschäumer).	Magenspülung nur nach Einnahme großer Mengen, vorherige Intubation und zunächst Instillation von Sab-simplex.
Wasser Trinken unmäßiger Trinkwassermengen (> 6 l) oder geringerer Mengen destillierten Wassers kann tödlich sein! (Kinder).	Müdigkeit, Schwäche, Übelkeit, Erbrechen, Kopfschmerzen, Teilnahmslosigkeit, Erregung, Zittern, Verwirrtheit, Krämpfe, Sprachlähmung, einseitige Lähmung (wie beim Schlaganfall, Babinski positiv), Bewußtlosigkeit, blutiger Urin, schnelle oberflächliche Atmung.	Bei Verdacht sofortiger Stopp der Wasserzufuhr, wiederholt 1 Glas Wasser, in dem 1 Eßl. Kochsalz gelöst ist, trinken lassen.	Nur bei Bewußtlosen Injektion einer hochprozentigen NaCl-Lösung, sonst Plasmaexpander, Elektrolytsubstitution (Na, K, Cl).
Wasserenthärter EDTA nur Spuren, Phosphate, s. Oxalsäure		Kohle.	
Wassergas 50% Kohlenmonoxyd (s. dort)		Künstl. Beatmung.	Sauerstoff.
Wasserstoffperoxyd 3–36%ige Lösung	Meist harmlose, sich wieder zurückbildende Weißfärbung der Haut (keine Verätzung!), nach Verschlucken großer Mengen Gasembolie.	Haut mit Leitungswasser spülen, nach Trinken des Giftes sofort Milch trinken lassen, kein Erbrechen, Schockprophylaxe (flach lagern, Beine hoch), Sauerstoffbeatmung.	Plasma(expander).

Vergiftungsmöglich-keiten	Symptome	Sofort-maßnahmen	Therapie
Wassertreibende Mittel durch einmalige Aufnahme auch großer Mengen keine gefährliche Vergiftung zu erwarten!	Harnflut, ziehende bis kolikartige Schmerzen in den Nieren und ableitenden Harnwegen, Magen-Darm-Beschwerden, Blutdruckabfall, Schwäche (Hyponatriämie), Erregung, Krämpfe (Hypokaliämie), Herzrhythmusstörungen (Hyperkaliämie).	Nur sofort nach Einnahme von Tabletten noch Erbrechen sinnvoll, später viel trinken lassen (salzreich, kaliumreich).	EKG schreiben (Zeichen der Hypo- bzw. Hyperkaliämie! Rhythmusstörungen), Plasmaexpander, in der Klinik Elektrolytsubstitution, Kontrolle des Säure-Basenhaushalts.
WC-Reiniger s. Laugen (Natriumbikarbonat), Säuren (Natriumbisulfat), Polyglykol, Tenside	Örtl. Verätzung, Schock, Nierenschädigung.	Sofort viel trinken lassen, Kohle, Natriumsulfat, beatmen, Sab simplex.	pH-Bestimmung (Lauge/Säure), Plasma(expander), forcierte Diurese!
Weberfische s. Petermännchen			
Weedol s. Dipyridinium (Paraquat)			
Weichmacher s. Phthalsäure, Ester, Clophen, Phosphorsäureester (Disflamoll)		Eiermilch, Haut u. Augen spülen.	
Weichspüler s. Waschmittel		Sab simplex, kein Erbrechen.	
Weinsäure meist harmlos, tödl. Dosis ab 20 g, s. Säuren	Gering schleimhautätzend.	Eiermilch trinken lassen.	
Wespen s. Insekten		Kalte Umschläge.	Cortison, Tetanusimpfung.
Wildlederspray s. Chloroform (Dichlormethan, Trichloräthylen)	Narkose.	Frischluft, Sauerstoff, kein Erbrechen, Lutrol, Natriumbikarbonat.	Plasmaexpander, forcierte Diurese!

Vergiftungsmöglich-keiten	Symptome	Sofort-maßnahmen	Therapie
Wildschutzmittel (Wildverbißmittel) s. Thiocarbamate, Lindan Xylol, Tenside, Glykol, Terpentinöl, Ammoniak, Tetramethylthiuramidsulfid		Kohle, Natriumsulfat, Lutrol.	Magenspülung.
Winterspritzmittel s. Dinitrophenol			
Wismut	Brechdurchfall, örtliche Hautschäden, Schock.	Lutrol trinken, (s. Metalle).	Sofort Sulfactin, forcierte Diurese!
Wolfram kaum giftig, Metall ungiftig	Magenbeschwerden.	Lutrol trinken, (s. Metalle).	
Wühlmaustod s. Zinkphosphid, Thallium, Cumarin.			
Wurmmittel Gefahr der Überdosierung bei kurzfristiger Wiederholung einer Wurmkur! Gefährlich wegen Hirnschäden, Leberschäden.	Heftige Brechdurchfälle, Fieber, Zittern, Krämpfe, Lähmungen, Erblindung, Schwerhörigkeit, Schock, Atemlähmung, Allergie.	Sofort viel trinken und erbrechen lassen und trotz Durchfall 6stündl. 2 Eßl. Natriumsulfat oder Laevilac eingeben, beatmen! Schockvorsorge, Wärme.	Magenspülung, forcierte Diarrhoe aufrechterhalten (s. o.) evtl. auch mit Mestinon- oder Prostigmin-Injektionen (0,5 mg 2stündl.), Valium i. v. bei Krämpfen.
Xylol s. Benzol		Paraffinöl, Haut und Augen spülen.	
Yohimbin s. Mutterkornalkaloide, S. 166			
Zäh-Lost s. Lost		Sofort mit Messer abkratzen.	Natriumthiosulfat i. v. (500 mg/kg).
Zahnpaste s. Ätherische Öle. Bromchlorophen, Fluor, Glycerin, Ka-		Nur nach großer Menge viel trinken und erbrechen las-	Calcium bei Krämpfen.

Vergiftungsmöglich-keiten	Symptome	Sofort-maßnahmen	Therapie
liumchlorat, Magnesium, Bor (Natriumperborat). Nur nach großer aufgenommener Menge Giftwirkung zu erwarten		sen, Lutrol, Kohle, Natriumsulfat.	
Zebrafische (Pterois, Pendrochirus) in Korallenriffen, Giftapparat mit 13 Rücken-, 3 Anal- u. 2 Beckenstacheln	Sofort nach Stich intensive, brennende Schmerzen, die sich schnell ausbreiten u. so unerträglich werden, daß das Opfer bewußtlos werden kann. Schwäche, Benommenheit, Verlangsamung d. Herzfrequenz (unter 50/min), Temperaturanstieg, Atembeschwerden.	Aufträufeln von heißem Wasser auf Wunde. Wunde auswaschen.	Wundreinigung, Antibiotika, Tetanus-Prophylaxe, Atropin bei Bradycardie.
Zecken Ixodes ricinus	Örtliche Schmerzen, allergische Hautreaktionen, Infektionskrankheiten.	Öl, Fett oder Wundgel auftragen. Kopf am nächsten Tag herausdrehen.	Antiserum, Nachbeobachtung, (Meningismus!).
Zedernholzöl s. Ätherische Öle		Erbrechen, Lutrol in Haut u. Augen spülen.	Magenspülung, Plasma(expander).
Zelio s. Thallium		Erbrechen, Kohle, Haut u. Augen spülen.	Magenspülung.
Zigarre(tten) s. Nikotin, Tabak		Sofort Erbrechen.	Plasma(expander).
Zineb nur in Extremfällen giftig, s. Thiocarbamate		Erbrechen, Kohle.	

Vergiftungsmöglichkeiten	Symptome	Sofortmaßnahmen	Therapie
Zink s. Säuren	Örtliche Schmerzen, Erbrechen, blutiger Durchfall, Schock, Dampffieber, Lungenödem.	Lutrol E 400, Schockprophylaxe, beatmen, Auxiloson.	Magenspülung mit Metalcaptase oder Sulfactin, DMPS, im Notfall Natriumthiosulfat, Calcium-EDTA, Novalgin bei Fieber.
Zinkchlorid normalerweise ungiftig. Bei Abbrennen von Nebelkerzen unter ungenügendem Luftangebot (in geschlossenen Räumen) entstehen sog. Bergermischungen (Tetrachlorkohlenstoff, Hexachloräthan, Zinkstaub und Zinkoxyd)	Zunächst heftige Atembeschwerden, Atemnot, Husten, dann Übelkeit, Erbrechen, Schweißausbrüche, Schmerzen unter dem Brustbein, Brennen in der Kehle, Reizung der sichtbaren Schleimhäute. Danach folgen für einige Tage Fieber, Leukozytose und Lungenveränderungen. Bei tödl. verlaufenden Vergiftungen kommt es innerhalb von Tagen und Wochen unter schwerem Sauerstoffmangel zur Abnahme der Atemoberfläche und zum Tod durch Ersticken.	Entfernen des Vergifteten unter Selbstschutz, Auxilosonspray (5 Hübe/10 min), schonender Transport (auch bei Wohlbefinden) in die Klinik.	Auxilosonspray, Sulfaktin (DMPS), am 1. Tag Calcium-EDTA oder Penicillamin, Antibiotika, Therapie des Lungenödems.
Zinkphosphid mit Wasser Freisetzung von Phosphorwasserstoff (Knoblauchgeruch)	Brechdurchfall, Erregung, Angst, Atemlähmung, Krämpfe, Bewußtlosigkeit.	Auxilosonspray, Erbrechen, Kohle, Lutrol, beatmen, Haut u. Augen spülen.	Magenspülung, Lutrol, Plasma(expander), Valium bei Krämpfen.
Zinnoberrot Quecksilbersulfid, relativ ungiftig		Erbrechen, Kohle.	Magenspülung.
Zinn s. Säuren, Metall relativ harmlos, weil nur wenig resorbiert wird.	Übelkeit, Brechdurchfall, Dampffieber, Lungenwassersucht,	Lutrol E 400, Schockprophylaxe, Natriumsulfatgabe,	Magenspülung, Valium bei Krämpfen.

Vergiftungsmöglichkeiten	Symptome	Sofortmaßnahmen	Therapie
Nahrung in verzinnten Dosen (20–50 mg/kg). Konz. von 100 bis 200 mg/kg = verdorben, über 250 mg/kg nicht zulässig.	Krämpfe, Atemstillstand, örtliche Verbrennungserscheinungen, s. Lebensmittelvergiftung.	Augen und Haut spülen, örtlich wie Verbrennung, evtl. beatmen.	
Zinophos s. Phosphorsäureester		Erbrechen, Kohle, Haut u. Augen spülen, Lutrol.	Magenspülung, hochdosiert Atropin.
Ziram nur in Extremfällen giftig, s. Thiocarbamate		Erbrechen, Kohle.	Magenspülung.
Zitronensäure tödl. Dosis über 20 g, Citrate untoxisch, s. Säuren	Oberflächlich schleimhautätzend, Krämpfe (Hypokalziämie) s. Säuren.	Eiermilch trinken.	Plasma(expander).
Zyanamid s. Cyanamid		Kohle, Haut u. Augen spülen.	Magenspülung, Toluidinblau i. v.
Zyanide, Zyankali s. Cyanide, Cyankali		Sofort Erbrechen, Haut u. Augen spülen.	Antidot DMAP, Magenspülung.
Zyansäure, Zyanursäure Zyanate, Zyanurchlorid s. Cyansäure, Cyanursäure, Cyanate, Cyanurchlorid		Sofort Erbrechen, Haut u. Augen spülen.	Antidot DMAP, Magenspülung.
Zyanwasserstoff s. Blausäure		Sofort Erbrechen, Haut u. Augen spülen.	Sofort DMAP i. v., Magenspülung.
Zytisin s. Coffein		Erbrechen, Kohle.	Magenspülung, Plasma(expander).
Zytostatika s. Krebsmittel		Erbrechen, Kohle, Haut spülen.	Plasma(expander).

F. W. Ahnefeld
Sekunden entscheiden – Lebensrettende Sofortmaßnahmen
1967. 63 Abbildungen. VII, 84 Seiten
(Heidelberger Taschenbücher,
Band 32)
DM 12,80; US $ 6.40
ISBN 3-540-03873-6
Mengenpreis ab 20 Exemplare:
DM 10,20; US $ 5.10

C. Burri, F. W. Ahnefeld
Cava-Katheter
Unter Mitarbeit von K. H. Altemeyer,
B. Gorgass, O. Haferkamp,
D. Heitmann, G. Krischak, P. Lintner,
A. Ott, H. H. Pässler, E. Plank,
D. Spilker, W. Stotz
1977. 54 Abbildungen, 18 Tabellen.
IX, 86 Seiten
DM 28,–; US $ 14.00
ISBN 3-540-08190-9

D. B. Dubin
Schnell-Interpretation des EKG
Ein programmierter Kurs
Aus dem Englischen übersetzt von
R. Kern, U. K. Lindner. Mit einem
Geleitwort von H. Gillmann
2., überarbeitete Auflage. 1978.
246 Abbildungen. XII, 258 Seiten
DM 38,–; US $ 19.00
ISBN 3-540-07928-9

W. Düben
Der Arzt am Unfallort
Pathophysiologie, dringliche
Diagnostik und Erste Hilfe
3., überarbeitete Auflage. 1972.
55 Abbildungen. 156 Seiten
DM 18,–; US $ 9.00
ISBN 3-540-79612-6

Interne Notfallmedizin
Programmierter Leitfaden für Praxis
und Klinik
Von G. Junge-Hülsing, M. Hüdepohl, G. Wimmer, K. E. Windhagen,
R. Bachmann, K. D. Bergmann,
O.-H. Bergmann, K. Funke,
H. Geyer, W. Giessing, K. Grewe,
W. Haßfeld, E. John, R. Kahlert,
I. Lambrecht, R. Michel,
H. D. Möller, H. W. Riedesel,
R. O. Scheemann, M. C. Schiller,
M. Schiller, R. D. Schopen,
J. Schreiber, E. Ulhaas
Mit einem Geleitwort von
A. Schretzenmayr
2., völlig überarbeitete Auflage. 1977.
569 Seiten
DM 38,–; US $ 19.00
ISBN 3-540-08394-4

Manual of Critical Care Medicine
Editors: M. H. Weil, P. L. DaLuz
1978. Approx. 68 figures. Approx.
320 pages
ISBN 3-540-90270-8

H. Moll, J. H. Ries
Pädiatrische Unfallfibel
1971. 28 Abbildungen. VIII,
86 Seiten
(Heidelberger Taschenbücher,
Band 95)
DM 16,80; US $ 8.40
ISBN 3-540-05521-5

Notfallmedizin
Workshop April 1975
Herausgeber: F. W. Ahnefeld,
H. Bergmann, C. Burri, W. Dick,
M. Halmágyi, E. Rügheimer
1976. 109 Abbildungen, 124 Tabellen. XIII, 386 Seiten
(Klinische Anästhesiologie und
Intensivtherapie, Band 10)
DM 48,–; US $ 24.00
ISBN 3-540-07581-X

J. Schmidt-Voigt
Der Herzanfall
Diagnostik und Therapie in der
Praxis
1971. 106 zum Teil farbige Abbildungen in 196 Einzeldarstellungen,
4 Tabellen. 318 Seiten
Gebunden DM 54,–; US $ 27.00
ISBN 3-540-79790-4

**Springer-Verlag
Berlin Heidelberg New York**

Kliniktaschenbücher

Eine Auswahl

G. G. Belz, M. Stauch
Notfall EKG-Fibel
Mit einem Beitrag von F. W. Ahnefeld
2., überarbeitete Auflage. 1977.
43 Abbildungen. VIII, 96 Seiten
DM 18,80; US $ 9.40
ISBN 3-540-08395-2

O. Benkert, H. Hippius
Psychiatrische Pharmakotherapie
Ein Grundriß für Ärzte und Studenten
2., neubearbeitete Auflage. 1976.
17 Abbildungen, 3 Tabellen.
XIII, 268 Seiten
DM 19,80; US $ 9.90
ISBN 3-540-07916-5

W. Dick, F. W. Ahnefeld
Primäre Neugeborenen-Reanimation
1975. 45 Abbildungen.
VIII, 113 Seiten
DM 16,80; US $ 8.40
ISBN 3-540-07265-9

H. Feldmann
HNO-Notfälle
1974. 65 Abbildungen. X, 156 Seiten
DM 12,80; US $ 6.40
ISBN 3-540-06531-8

W. Gobiet
Intensivtherapie nach Schädel-Hirn-Trauma
1977. 57 Abbildungen, 49 Tabellen.
XII, 199 Seiten
DM 24,–; US $ 12.00
ISBN 3-540-08420-7

Kinderanästhesie
Von F. W. Ahnefeld, K. D. Bachmann, W. Dick, H. Ewerbeck, R. Krebs, P. Milewski, W. Niederer.
Herausgeber: W. Dick, F. W. Ahnefeld
1976. 26 Abbildungen, 20 Tabellen.
XI, 163 Seiten
DM 21,80; US $ 10.90
ISBN 3-540-07917-3

H. Mörl
Der „stumme" Myokardinfarkt
Mit einem Geleitwort von G. Schettler.
1975. 15 Abbildungen, 16 Tabellen.
XIII, 113 Seiten
DM 18,80; US $ 9.40
ISBN 3-540-07318-3

L. Wille, M. Obladen
Neugeborenen-Intensivpflege
Grundlagen und Richtlinien. Unter Mitarbeit von H. E. Ulmer.
1977. 39 Abbildungen, 68 Tabellen.
XVIII, 300 Seiten
DM 29,80; US $ 14.90
ISBN 3-540-08484-3

G. Wolff
Die künstliche Beatmung auf Intensivstationen
Unter Mitarbeit von E. Grädel, D. Gasser
2., neubearbeitete Auflage. 1977.
79 Abbildungen, 6 Tabellen.
XVII, 223 Seiten
DM 21,80; US $ 10.90
ISBN 3-540-08384-7

Preisänderungen vorbehalten

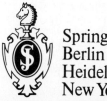

Springer-Verlag
Berlin
Heidelberg
New York